オールインワン

経験症例を学会・論文発表するTips
第2版

見坂 恒明 著

兵庫県立丹波医療センター

はじめに　この本を手にとられたあなたへ

　私の主勤務地である兵庫県立丹波医療センターは 2019 年 7 月に新築オープンしました。旧病院の兵庫県立柏原（かいばら）病院は、「県立柏原病院の小児科を守る会」に代表されるように医師不足による医療崩壊を経験した病院です。2013 年に、前病院長の秋田穂束先生が赴任され、優れた医学教育を提供し続けることで、若手医師にとって魅力ある病院にしようと取り組んでいます。私は 2015 年より、神戸大学大学院医学研究科地域医療支援学部門 特命教授 兼 県立柏原病院（現丹波医療センター）地域医療教育センター長として赴任し、卒後教育の中心を担う立場となりました。初期研修医をはじめ、内科や総合診療科の専攻医・上級医の指導も行っております。診療においては丹波医療センター総合診療科の科長として、また同じ敷地内に併設する丹波市ミルネ診療所の相談役として、診療の質向上に努めています。こうした取り組みが評価され、日本全国で地域医療に貢献した 50 歳以下の医師に贈られる、第 9 回「やぶ医者大賞」を 2022 年に受賞しました。俗に、診断や治療が下手な医者を「やぶ医者」と言いますが、「やぶ医者」という表現は、本来名医を現す言葉であって、今言われている下手な医者のことではありません。ある名医が但馬の養父（やぶ）という所にひっそりと隠れるように住んでいて、土地の人に治療を行っていました。死にそうな病人を治すほどの名医で、その評判は広く各地に伝わり、多くの医者の卵が養父の名医の弟子となりました。養父の名医の弟子と言えば、病人もその家人も大いに信頼し、薬の力も効果が大きかったようです。それをまねた下手な医者が「やぶ医者」として世の中に横行し（いわゆる詐欺ですね）、それが「下手な医者＝やぶ医者」と認識されるようになったようです。日本医師会の後援のもと、「本来の優秀な医者＝やぶ医者」として、兵庫県養父（やぶ）市が、町おこしの一環としてこのプロジェクトを行っています。地域医療の実践者が過去受賞されているこの賞ですが、地元兵庫県では初めて、また医学教育での評価として初めて、この賞を受賞しました。

　前病院長の秋田穂束先生は、丹波医療センターを「地域医療のメッカ」「総合診療のメッカ」にしたいととり組んでおられました。私はその意思を継ぎ、それを実現すべく実践しており、総合診療専攻医の

在籍数は全国でも有数の規模を誇ります。

　さて、本書の前版の原稿は2020年11月に完成させました。以降、本書改訂版の作成まではコロナ禍の真っ只中でした。この期間、COVID-19においてはケースレポートも、診断、治療、合併症、ワクチン、スティグマなど、様々な研究においても極めて迅速に論文が刊行されていきました。公共に役立つためには、いかに迅速に論文を作成することが重要かを、改めて思い知らされた期間でした。私たちも2023年5月のCOVID-19においては5類感染症になるまでに6本（ケースレポート2、研究4）の論文を刊行しました。

　2024年4月より、医師の働き方改革の新制度が施行されました。私たちが日本プライマリ・ケア連合学会で行ったアンケート調査では、医師が論文作成を行う時間帯は、平日勤務日の時間外が78.5％、休日の日中／夜間が68.0％／65.0％と、大半が時間外労働でした。論文作成や投稿が業務なのか、自己研鑽なのか、グレーゾーンなところはありますが、論文が刊行されて、世の中の人々の役に立つという目的のためには、できるだけ迅速な論文作成を心がけたいものです。

　学会発表の抄録や論文発表を通じてきちんと記録を残せば、自分の知らないところでたくさんの人が見てくれ、自分自身が診療を行っていなくても、似たような経過を示す患者の診療において困っている医師が文献検索を行い、診療に役立ててくれます。そして似たような経過を示す患者にもメリットがあります。

　私自身や丹波医療センターが行っている学会発表や論文作成のノウハウを、本書を手にする多くの方々に広く活用していただきたいです。これから学会発表や論文作成を始める初期研修医や専攻医だけではなく、指導医にとっても役立つ書籍だと自負しております。読者の方々の新たな学会発表や論文作成を通じて、患者診療で困っている医師や、病気で苦しむ患者に対して、間接的に役に立ちたいと考えています。

2024年8月　兵庫県立丹波医療センター
地域医療教育センター長
見坂恒明

→兵庫県立丹波医療センター地域医療教育センター
　ホームページ

Contents

第1章　症例報告の学会発表・論文作成、こんなところでつまずいていませんか？ …………………………………… 1

1-1. つまずく要因 …………………………………………………………… 2

1-2. つまずきポイント1）期限について …………………………………… 6

1-3. つまずきポイント2）症例選択の話 …………………………………… 9

　　1）症例選択の基準 …………………………………………………… 9

　　〈例1〉稀な疾患である症例① ……………………………………… 10

　　〈例2〉稀な疾患である症例② ……………………………………… 11

　　〈例3〉論文化されていなかった症例 ……………………………… 14

1-4. つまずきポイント3）論文化にあたっての話 ……………………… 20

　　1）論文作成の意義 …………………………………………………… 21

　　〈例4〉検査羅列の症例 ……………………………………………… 21

　　〈例5〉新しい治療の提示が客観的事実に基づく症例 …………… 24

　　2）論文投稿時の査読への対応 ……………………………………… 26

　　〈例6〉査読者の指摘が大いに役立った症例 ……………………… 27

　　〈例7〉査読者の指摘をそのまま記載した症例 …………………… 28

　　〈例8〉査読者の指摘が納得できなかった症例① ………………… 30

　　〈例9〉査読者の指摘が納得できなかった症例② ………………… 32

第2章　学会発表・論文にできる症例の見つけ方 …………………… 37

2-1. 貴重な症例、見逃していませんか？　症例の見つけ方 …………… 38

　　1）頻度が高い疾患×よくある症状や検査結果×一般的な治療経過 … 38

　　2）頻度が多い疾患×見逃しがちな症状・報告が少ない症状・所見 … 39

　　3）頻度が少ない疾患×よくある症状や検査結果×一般的な治療経過 … 39

　　4）日本で発症者が少ない疾患 ……………………………………… 40

　　5）頻度が少ない疾患×あまりない症状・検査結果 ……………… 40

　　6）治療・救命に難渋した症例 ……………………………………… 41

　　7）非典型所見×診断に難渋した症例 ……………………………… 41

2-2. その症例、学会発表できる題材ですか？ ………………………… 47

　　1）一般的な情報検索方法 …………………………………………… 47

　　2）私の情報検索方法 ………………………………………………… 48

2-3. 文献検索の方法について	………………………	52
1）例1．伝染性単核球症に心筋炎を合併した症例を調べる	…………	52
2）例2．青汁によって肝機能障害を来たした症例を調べる	…………	56
3）例3．70歳の悪性リンパ腫による腸重積の症例を調べる	………	57

第3章　学会発表に向けて ………………………………………… 63

3-1. 学会発表ができそうと思ったらすること	………………………	64
1）学術的に耐えうる内容にする	………………………………	64
〈症例1〉アロプリノール内服中の60歳代の発熱と皮疹	…………	64
〈症例2〉70歳代の発熱と皮疹、多関節痛、フェリチン高値	……	65
〈症例3〉60歳代の発熱と四肢の筋痛、四肢末梢の浮腫	…………	66
2）患者とその家族への説明	…………………………………	67
3-2. 学会発表の準備、発表の持って行き方	………………………	68
1）臨床的メッセージについて	…………………………………	69
2）一般化できる臨床メッセージを示す	………………………	69
3-3. 学会発表までの流れ	……………………………………………	71
1）余裕を持って、文献的考察を深める	………………………	71
2）学会発表は計画的に	…………………………………………	72
3-4. 抄録の書き方について	…………………………………………	73
1）抄録例①	……………………………………………………	73
〈症例〉	……………………………………………………………	74
〈主訴〉	……………………………………………………………	75
〈現病歴〉	…………………………………………………………	75
〈来院後経過〉	……………………………………………………	78
〈考察〉	……………………………………………………………	81
〈演題名〉	…………………………………………………………	82
〈抄録作成時、文献的考察をしっかり行う〉	…………………	83
〈抄録登録時の注意点〉	…………………………………………	84
2）抄録例②	……………………………………………………	84
〈症例〉	……………………………………………………………	86
〈主訴〉	……………………………………………………………	86
〈現病歴〉	…………………………………………………………	87
〈薬剤使用歴〉〈社会生活歴〉	…………………………………	89
〈臨床経過〉	………………………………………………………	90
〈考察〉	……………………………………………………………	92

〈演題名〉 ……………………………………………………………… 93
〈文字数制限に気をつける〉 ……………………………………… 94
〈抄録作成後、学会発表のスライド作成に着手する〉 …………… 94

3-5. 学会発表のスライド作成について ……………………………… 96
1）スライドのサイズ ……………………………………………… 97
2）書体 ……………………………………………………………… 97
3）スライド内の情報量 …………………………………………… 98
4）スライド中の文字サイズと行数 ……………………………… 98
5）適切な行間の使用、改行部分への配慮 ……………………… 99
6）結語 ……………………………………………………………… 99
7）スライドの構成 ………………………………………………… 99
8）スライドの具体例 …………………………………………… 101
〈「タイトル」「COI 開示」「緒言」のスライド〉 ………………… 101
〈「症例」のスライド〉 …………………………………………… 105
〈「身体所見」のスライド〉 ……………………………………… 106
〈「検査所見」のスライド〉 ……………………………………… 106
〈「画像所見」のスライド〉 ……………………………………… 107
〈「経過」のスライド〉 …………………………………………… 110
〈「一般論」「考察」のスライド〉 ……………………………… 112
〈「結語」のスライド〉 …………………………………………… 114
〈「謝辞」のスライド〉 …………………………………………… 115

3-6. 学会発表のポスター作成について ……………………………… 116
1）ポスターの基本はわかりやすいことが何より大事 ………… 116
2）ポスターサイズ ……………………………………………… 116
3）フォント ……………………………………………………… 117
4）文字サイズ …………………………………………………… 117
5）レイアウトの方法 …………………………………………… 118
6）ポスターの内容の配列順 …………………………………… 119
7）改行部分への配慮 …………………………………………… 120
8）余白をとる …………………………………………………… 120
9）背景の塗りと囲いの 2 重強調 ……………………………… 121
10）矢印は目立たせない ………………………………………… 121
11）全体レイアウトも囲い枠をうまく使う …………………… 122
12）情報の整理 …………………………………………………… 122
13）PDF 形式に書き出してチェック ………………………… 124

14）ポスターの印刷 ……………………………………………… 124

3-7. 学会発表について ……………………………………………… 126

　　1）院内予演会の意義 ……………………………………… 126

　　2）発表の実際 ……………………………………………… 127

　　3）学会発表後 ……………………………………………… 130

3-8. 学会発表の意義を理解していますか？ …………………… 132

　　1）似た症例に出会った医療者や患者のために ………… 132

　　2）専門家の見解が聞ける ………………………………… 134

第4章　論文発表に向けて …………………………………………… 137

4-1. 学会発表した症例は論文化できそうですか？ …………… 138

　　1）ある疾患で症状・所見・経過が新規 ………………… 141

　　2）副作用・薬剤相互作用が新規 ………………………… 142

　　3）二つの疾患間に予想外の関連性 ……………………… 143

　　4）新規の診断方法 ………………………………………… 143

　　5）新規の治療方法、予想外の治療効果 ………………… 144

　　6）稀・新規の疾患・病原体 ……………………………… 145

4-2. 論文化の意義について ……………………………………… 148

　　1）症例報告が臨床研究につながった例 ………………… 148

　　2）記録として残す ………………………………………… 149

4-3. 同意書のとり方について …………………………………… 151

　　1）倫理規定を把握する …………………………………… 151

　　2）研究とみなされる症例報告の例数は ………………… 152

　　3）同意書をとるタイミング ……………………………… 153

4-4. 論文投稿先の選択について ………………………………… 157

　　1）論文投稿先の相談 ……………………………………… 157

　　2）IF が高いジャーナルが良いか？ …………………… 159

　　3）内容に応じた投稿先 …………………………………… 162

　　4）論文採択率と論文掲載料 ……………………………… 163

4-5. 論文を書いてみましょう！　どの部分から書きますか？ …………… 167

　　1）私の執筆順 ……………………………………………… 167

　　2）Introduction ……………………………………………… 168

　　3）Discussion ………………………………………………… 168

　　4）References ………………………………………………… 169

　　5）Abstract …………………………………………………… 169

4-6. 論文を書いてみましょう！　実際の本文の書き方について …………… 171
　　〈例示１〉 ………………………………………………………………… 173
　　〈論文の方向性の軸の設定〉 ………………………………………… 173
　　〈例示２〉 ………………………………………………………………… 174
　　〈論文の方向性の軸の設定〉 ………………………………………… 174
　１）Introduction ………………………………………………………… 174
　　〈例示１〉 ………………………………………………………………… 176
　　〈例示２〉 ………………………………………………………………… 177
　２）Case ……………………………………………………………………… 178
　　〈例示１〉 ………………………………………………………………… 182
　　〈例示２〉 ………………………………………………………………… 186
　３）Discussion …………………………………………………………… 190
　　〈例示１〉 ………………………………………………………………… 191
　　〈例示２〉 ………………………………………………………………… 193
　４）Abstract ……………………………………………………………… 197
　　〈例示１〉 ………………………………………………………………… 198
　　〈例示２〉 ………………………………………………………………… 199
4-7. 論文を書いてみましょう！　タイトルのつけ方 …………………… 203
　１）良いタイトルとは …………………………………………………… 203
　　〈例示１〉 ………………………………………………………………… 205
　　〈例示２〉 ………………………………………………………………… 206
　２）「症例報告」と入れるべきか ……………………………………… 209
4-8. 論文を書いてみましょう！　意外に手間のかかる本文以外のところ 213
　１）References ……………………………………………………………… 213
　２）Figure Legends ……………………………………………………… 218
　３）Keywords ……………………………………………………………… 221
　４）List of abbreviations……………………………………………… 222
　５）Declarations ………………………………………………………… 223
　６）Consent for publication ………………………………………… 224
　７）Availability of data and materials …………………………… 225
　８）Competing interests……………………………………………… 225
　９）Funding ………………………………………………………………… 225
　10）Authors' contributions…………………………………………… 226
　11）Acknowledgements ……………………………………………… 227
4-9. 英文校正について ……………………………………………………… 230
　１）英文校正会社に依頼をする ……………………………………… 230

viii

2）英文校正会社でできること	………………	232
3）カバーレター	………………………………	235
4）剽窃・盗用について	…………………………	237

4-10. 論文を投稿してみましょう！ …………… 242
1）オンライン投稿前に ……………………………… 242
2）オンライン投稿の実際 …………………………… 244

4-11. 査読者とのやりとり ……………………… 255
1）論文投稿後の流れ ………………………………… 255
2）査読コメントへの対応方法 …………………… 258
3）再投稿する ………………………………………… 259

4-12. Reject 後の流れ ……………………………… 266
1）査読に回らず reject の場合 …………………… 266
2）査読され reject の場合 ………………………… 266
3）査読コメントに対する対応 …………………… 267

4-13. 論文の Accept 後の流れ …………………… 272
1）論文掲載料の支払い ……………………………… 272
2）出版社から校正依頼 ……………………………… 273
3）いよいよ刊行 ……………………………………… 275

4-14. 論文の Publish 後に起こること ………… 277
1）学会等へのお誘い ………………………………… 277
2）投稿の依頼 ………………………………………… 278
3）Letter への対応 …………………………………… 279
4）査読の依頼 ………………………………………… 280

索引 ……………………………………………………… 287

執筆者プロフィール …………………………………… 295

こぼれ話

自治医科大学 CRST 活動 …………………………… 158
守破離について ………………………………………… 172
文献管理ソフト ………………………………………… 217
生成 AI と論文の英文校正 ………………………… 240
論文共著者の並び順と共著者資格について ……… 250
1 日に 4 度の論文の reject ………………………… 268

コラム

学会発表の数×質⇒自身のレベルアップ …………… 46

MeSH（Medical Subject Headings）について ……………………………… 61

査読してわかるいろいろな論文 ……………………………………………… 202

Artificial Intelligence（AI）の使用について ……………………………… 239

画像系論文（Clinical picture/clinical image） …………………………… 269

オープンジャーナルと論文掲載料 …………………………………………… 276

「Letter」を活用した論文投稿 ………………………………………………… 284

第1章

症例報告の
学会発表・論文作成、
こんなところで
つまずいていませんか？

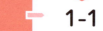

つまずく要因

　本書を手にとるあなた、症例報告の学会発表をしたことがありますか？　ほとんどの方が「症例報告の学会発表をしたことがある」とお答えになるでしょう。おおよそ初期研修の2年間で1回発表、後期研修（専攻医）の3年間で2回前後発表というのが相場でしょうか。

　あなたは「学会発表した症例報告を論文にしてみましょう」と言われたことはありますか？　発表した経験のある多くの方が、上司や学会の座長から「論文を書こう」「是非論文化してください」と言われたことがあるのではないでしょうか。

　では、実際に症例報告を論文（ケースレポート）にしたことがありますか？　ほとんどの方が「症例報告の論文作成まではしたことがない」とお答えになるでしょう。

　なぜ？？

　いろいろな要因があると思います。私たちが行ったアンケートでは**表1**のような要因が挙げられました。

1-1．つまずく要因

表1．ケースレポート作成の障壁（注1）

障壁となる要因かの質問事項	平均	標準偏差
ケースレポートに値する事例の認知	1.66	1.90
ケースレポートを作成するために必要十分な診療対応	1.42	2.02
ケースレポート論文の記載方法	1.64	2.22
論点や臨床メッセージの決定	2.43	2.09
指導者やサポーターの不足・不在	1.60	2.35
文献の検索方法	0.25	2.47
文献の入手手段	0.01	2.67
文献入手にかかる金銭	0.06	2.80
英文校正にかかる金銭	0.55	2.63
論文掲載にかかる金銭	0.74	2.73
論文作成のための時間の確保	2.09	2.20
論文作成のための動機の不足	0.79	2.52
英語への苦手意識	1.17	2.59
投稿先の選択	2.15	1.84
倫理審査の必要性の判断	0.94	2.55
倫理審査の申請方法	0.87	2.46

注1：2021年6月22～23日 第12回日本プライマリ・ケア連合学会学術集会
インタレストグループ「ケースレポートを書こう！ — acceptされるために必要なこと—」への参加者アンケートより。参加者85名中、53名（62.4%）よりwebでのアンケート回答を得た。
男性39名（73.6%）、女性14名。平均年齢±標準偏差 36.3±10.2歳。
ケースレポート作成経験者27名（50.9%）、経験者の作成本数は1～8本（中央値2本）。
－5（全く障壁ではない）～0（どちらでもない）～5（とても障壁である）の11段階で、どれに当てはまるかを質問した。

　症例報告の論文作成をしようと思うが障壁となる因子として、論点や臨床メッセージの決定、論文作成のための時間の確保、投稿先の決定、が3大要因のようです。他には、ケースレポートに値する事例の認知、ケースレポートの記載方法、指導者やサポーターの不足・不在が大きな障壁として挙げられました。

　私自身は自治医科大学を卒業し、卒後9年間はへき地医療等に従事

しておりました。初期研修の2年間で学会発表1回、後期研修（専攻医）の3年間で学会発表1回、卒後9年間では共同演者も含めると20回程度の学会発表をしました。しかし、9年間で書いた学術論文は「ゼロ」です。研究論文はもとより症例報告論文（ケースレポート）でもいいので書きたいと思っておりましたが、書き方がわからず、適切に指導してもらえる環境にもありませんでした。しかし書き方のノウハウやコツさえつかめれば、どんどん論文は書けます。症例報告論文を中心に研究論文も含め、その後の15年程度で150本以上の論文を作成しています。

　本書は、私のこういった経験も踏まえ、症例報告の論文作成が初めてという方を対象に、症例の認知から学会発表、論文作成、そして論文刊行までの流れをわかりやすく解説しています。また、論文を書いて投稿したけれど受理（accept）されずお蔵入りした方のみならず、何本も受理されている方、あるいは、指導する側にある方にも「読んでためになるTips」を盛り込んでいます。私自身、（現在投稿中のものを除き）お蔵入り論文はゼロです。

　まずは、症例報告の学会発表・論文発表で、次の1）－3）のつまずきポイントとその対策の概要について、症例を提示しながら紹介します。

・つまずきポイント1）期限について
　学会発表は締め切り日の期限があるが、論文作成には期限がない

・つまずきポイント2）症例選択の話
　考察や結語を含めた視点の持って行き方
　【症例提示】
　稀な疾患である症例（例1、2）
　論文化されていなかった症例（例3）

1-1．つまずく要因

・**つまずきポイント３）論文化にあたっての話**

　検査方法や査読の乗り越え方等

　【症例提示】

　検査羅列の症例（例４）

　新しい治療の提示が客観的事実に基づく症例（例５）

　査読者の指摘が大いに役立った症例（例６）

　査読者の指摘をそのまま記載した症例（例７）

　査読者の指摘が納得できなかった症例（例８、９）

1-2

つまずきポイント1）
期限について
学会発表は締め切り日の期限があるが、
論文作成には期限がない

　皆さん、中学や高校、そして大学の定期試験において、試験前に一生懸命勉強しましたよね。ましてや国家試験前は多くの方々が死に物狂いで勉強しましたよね。なぜか？　それは進級や合否に大きく関わるからでしょう。そして明確にこの日に試験があるというのは決まっているからです。

　学会発表はどうでしょう？　学会の抄録締め切り日は明確に決まっています（時に締め切り日が延びることもありますが、基本的にはあてにしません）。そうすると、抄録締め切り日を目指して逆算して、抄録を一生懸命作ります。抄録作成開始は学会の演題登録締め切り日の4週前くらいが目安です。何度か指導医とやりとりをして文献的考察を深めていきます。抄録本文の考察で「文献的考察を加えて報告する」等の発表予告のような形を時折見受けますが、それは基本的にNGです。抄録作成段階で「文献的考察を加えて報告する」と言っているのは「この段階で十分調べられていません。慌てて抄録を作りました」と恥をさらしているようなものだと思ってください。抄録作成段階で十分に文献的考察をするよう心がけてくださいね。

　次に、学会発表日もほぼ決まっています。数日間の学会でもほぼそこが発表日ですし、1日だけの学会は必然的にその日が発表日です。

「発表日≒締め切り日」がほぼ明確に決まっているので、それに合わせて発表スライドを作成していきます（**表2**）。

表2．学会発表までの流れ（逆算）

学会発表までにすること	n月n日の学会発表に向けた締め切り
予演会を踏まえての修正	発表の1週前
予演会	発表の2〜4週前
指導医へ相談	発表の5週前
発表スライド作成開始	発表の6〜8週前から作り始める
抄録作成開始	学会の演題登録締め切りの4週前くらい
文献的考察	個々の症例の診療の質を高めるために、症例に遭遇するたびに随時行う。抄録作成段階では必ず文献に目を通す

　発表スライド作成は、文献的考察を十分に行った抄録の完成・演題登録の完了直後から始めるのが望ましいですが、発表まで時間があるようなら、概ね発表の6〜8週前から作り始めるのが目安です。スライドの内容、考察の方向性等を指導医と何度もやりとりをして、発表の2〜4週前に予演会を行います。予演会での指摘事項で修正を行い、スライドの見せ方の微調整を行います。想定質問への対応の準備もしながら改めて文献を読み込みます。

　では、論文作成はどうでしょう？　大学院で博士号取得等のために何年間に何本論文作成という決まりがある場合を除いて、ほぼ論文作成に期限はありません。症例報告の論文を書こうと思っても、締め切りがないことで、ついつい後回しになりずるずると経過、そして結局論文を書かずに終わってしまうということがしばしば見受けられます。学会発表を終えた時が、症例について一番勉強をしています。時間が経つにつれ、その時の勉強の記憶がだんだん薄れていきます。再度論文を書こうと思い立っても、なかなかその症例のことを思い出すことができません。もう一度勉強をしなおすことになります。これでは論文を書こうと思ってもなかなか先に進めないですよね。

一番効率がいいのは、学会発表が終わった後、そのまま論文作成に取り掛かることです。学会発表のスライドは「症例提示」「学術的な一般論の考察」、そして「提示症例の考察」を経て「結語」となるのが一般的です。ただ、症例がややこしかったり、聞き慣れなかったりする症例を提示する時は、最初に「緒言」を提示します。この緒言を置くことで「これまで○○ということがわかっていますが、今回、△△といった報告に値するので報告します」という説明がしやすいです。緒言はまさに、研究論文や症例報告の論文の Introduction に相当する部分です。症例報告の論文は、Introduction、Case presentation、Discussion、Conclusion からなりますが、緒言を置いた学会発表はまさに症例報告の論文の体裁を示しています。後は少し肉付けや方向性を絞って強調するだけで、症例報告論文の体裁の完成です。

つまり、学会発表のスライドができあがった段階で、大まかには症例報告の論文作成の骨格ができているので、そのまま論文作成に取り掛かるのが得策です。学会発表したら終わりと思っている人たちが多いと思います。しかし学会発表が終わったらそのまま論文作成をするという習慣を是非つけましょう。本人の努力だけでは難しいところもあるかもしれませんが、病院や部署等の組織の文化として、学会発表後は論文作成という流れが好ましいです。時間はかかると思いますが、そういった文化を醸成していきましょう。

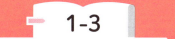

1-3
つまずきポイント2）
症例選択の話
考察や結語を含めた視点の持って行き方

1）症例選択の基準

　症例報告の学会発表は稀な症例が良いのでしょうか？　もちろん稀であったり、学術的な新規性があったりするに越したことはありません。しかし「診断に難渋した症例」や「ピットフォールに陥った症例」「失敗から学ぶ症例」等も学会発表になり得ます。ただ単に稀な症例や、稀な症例同士が2つ組み合わさることを学会参加の聴衆が聞いても、明日からの診療には活きません（もちろん勉強熱心な先生は「こんな症例があるのか」と、新しく知識を得ることになるかもしれませんが）。同様に、「診断に難渋した症例」「ピットフォールに陥った症例」等もただ単にその話をしただけでは、明日からの診療には活きません。

　稀な症例は「○○ということがあったらこの症例を疑うべき」「稀な症例同士が2つ組み合わさることはなお稀であるが、実は△△といったことが隠れていて見逃されているだけではないか」というような臨床に役立つ発表が望まれます。診断に難渋した症例、ピットフォールに陥った症例も「なぜそのようになったか」「こういうことでそのようになった」「こういうことに気づいた」「こういうことをしていれば、もっと早く診断できた」「ピットフォールに陥らずに済んだ」等、

そのような経験から学び、臨床への注意を喚起する発表が好ましいです。

　症例報告の学会発表では、稀さの強調に重点を置くのではなく、日常診療への有用性・日常診療で一般化できる臨床的メッセージが示せる工夫をしましょう。

　では、具体的な例を挙げながら、詳しく説明をしていきます。

〈例１〉稀な疾患である症例①

> 藤川萌恵美，他．APTT 単独延長が診断契機となった第XII凝固因子欠乏症の１例．日本プライマリ・ケア連合学会第 33 回近畿地方会，姫路，2019 年 12 月 1 日．
>
> 　これまでも血液検査で APTT 延長を認めていましたが、原因検索はされていなかった症例です。今回、別の疾患で入院されたのを契機に原因検索を行ったところ、稀な疾患である第XII凝固因子欠乏症と確定診断できた１例です。

〈概要と経緯〉

　APTT 単独延長が診断契機となった第XII凝固因子欠乏症の１例の経験がありました。菌状息肉症で皮膚科に定期通院中の 70 歳男性です。既往に 60 歳時に脳幹出血、70 歳時に左橋ラクナ梗塞があります。これまで脳幹出血以外の出血傾向を認める疾患や症状はありません。１年５ヵ月前の血液検査で APTT 延長を認めていましたが、原因検索はされていませんでした。今回、カンピロバクターによる感染性胃腸炎と熱せん妄による体動困難のために入院しました。入院時に PT-INR は基準値内でしたが、APTT は 50.7 秒と延長を認めました。von Willebrand 因子、抗リン脂質抗体症候群の抗体、凝固活性第VIII因子、凝固活性第IX因子、凝固活性第XI因子、凝固活性第XII因子等を調べたところ、凝固活性第XII因子のみ低下を認めました（活性 30％台：基

準値 50 〜 150％）。クロスミキシングテストで下に凸な凝固因子欠乏パターンを認めたため、第Ⅻ凝固因子欠乏症と確定診断しました。

　これは、平成 30 年の日本の全国調査では生存中の患者数は 32 人[1]とされている稀な疾患です。血栓傾向を示す症例や産褥期の子宮収縮不良による子宮出血の遷延を来たす症例が報告されていますが、第Ⅻ因子単独欠損では活性が 1 ％未満であっても臨床的な出血症状を示さないため、補充療法は必要ないとされています。かなり稀ではありますが、この疾患を見つけることが臨床的に有用かといわれると「？」なところがあります。一方で、第Ⅷ因子欠乏（血友病 A）や第Ⅸ因子欠乏（血友病 B）は反復する出血を引き起こし、かつ補充療法があるため、診断することは臨床上極めて重要です。

〈ポイント〉
　では、学会発表や症例報告するために、次のような考察にするのはどうでしょう。
　「第Ⅻ凝固因子欠乏症は、APTT 単独延長を認めるが臨床的に出血症状は顕在化しにくく、未発見例が多数存在すると推察される」と、第Ⅻ凝固因子欠乏症の稀さに触れた上で、結語を「APTT 単独延長が診断契機となった第Ⅻ凝固因子欠乏症の 1 例を経験した。APTT の単独延長を認めた際には、凝固因子欠乏症を鑑別に挙げることが重要である」とすれば、第Ⅷ因子欠乏（血友病 A）や第Ⅸ因子欠乏（血友病 B）、全身性エリテマトーデスや抗リン脂質抗体症候群等の重要な疾患を見逃さないようにするという、明確な一般化した臨床的メッセージが示せます。

〈例 2 〉稀な疾患である症例②
　上田康雅，他．抗 CCP 抗体が高値陽転化した高齢発症関節リウマチの 1 例．日本プライマリ・ケア連合学会第 33 回近畿地方会，姫路，2019 年 12 月 1 日

第 1 章　症例報告の学会発表・論文作成、こんなところでつまずいていませんか？

　　　抗 CCP 抗体が陽転化した高齢発症関節リウマチの 1 例の経験があ
　　　りました。抗 CCP 抗体は関節リウマチの病勢を反映すると勘違いし
　　　ている先生が多く見られます。この勘違いが幸いして発見された 1 例
　　　です。

〈概要と経緯〉

　患者は 93 歳女性です。3 年前（90 歳時）、両肩痛、右股関節痛、
両膝関節痛等のため、筆者が勤めている病院の外来を受診しました。
リウマトイド因子（RF）及び抗 CCP 抗体は陰性で、当初はリウマチ
性多発筋痛症と診断されましたが、プレドニゾロン（PSL）15 mg/
日は無効でした。炎症反応高値、MMP-3 高値、関節エコーで疼痛関
節や手の小関節の滑膜炎所見があり、左右対称性の多発関節炎のた
め、血清反応陰性関節リウマチと診断されました。メトトレキサー
ト（MTX）4 mg/ 週で症状は改善しました。治療経過中に血球減少
が生じたため、MTX を休薬されました。PSL に変更し、関節症状や
炎症反応が落ち着いていることより、PSL でコントロールされ受診時、
PSL は 5 mg/ 日で治療されていました。今回受診の数週前から、発熱、
食欲不振が出現しました。両肩関節、両股関節、両中手指節関節等の
関節痛が増悪し、疼痛で自宅での生活が困難になってきたため、内科
外来を紹介受診されました。

　担当医が関節リウマチの病勢を反映すると勘違いして抗 CCP 抗体
を再度測定したところ、113 U/mL と著明な高値を示しました。PSL
を 10 mg/ 日に増量し、リハビリテーションを行うことで自宅退院で
きました。関節リウマチは抗 CCP 抗体の陽性 / 陰性で診断する病気
ではありません。「2010 年 ACR/EULAR 分類基準」[2] に合わせて検
討します（注 2）。この患者は 3 年前は小関節 1 つ以上含む 11 ヵ所
以上で 5 点、CRP 高値で 1 点、6 週間以上の罹患期間で 1 点、RF・
抗 CCP 抗体両者が陰性（0 点）、合計 7 点で関節リウマチと診断され
ました（合計 6 点以上で関節リウマチ分類基準を満たします）。今回は、

12

小関節の 4 -10 ヵ所で 3 点、CRP 高値で 1 点、 6 週間以上の罹患期間で 1 点、抗 CCP 抗体が高値陽性で 3 点、合計 8 点でした。

注 2：関節リウマチの病勢は ACR/EULAR 分類基準ではなく、Disease activity score 28（DAS28）、Clinical disease activity index（CDAI）、Simple disease activity index（SDAI）等の疾患活動性指標で診ますのでお間違いのないように。

　臨床的に、抗 CCP 抗体高値陽性は関節破壊と相関すると報告されています[3]。関節リウマチの（早期）診断には有用ですが、疾患活動性とは相関しません[4]。関節リウマチの発症・臨床症状の出現の数年前から出現すると報告されています[5]。いったん関節リウマチが発症すると、抗 CCP 抗体の抗体価やエピトープの増加は生じないというのが通説です[6]。抗 CCP 抗体の陽転化は、かなり稀な経過です。

〈ポイント 1〉
　60 歳以上で発症する［高齢発症関節リウマチ（EORA）］は、若年発症と比較して、①男性例、大関節での発症例、急性発症例が多い、②リウマチ性多発筋痛症様症状の合併が多い、③骨破壊の進行は若年発症例と大差ない、という特徴を持ちます[7]。

　20 歳代では抗 CCP 抗体は 100％陽性であるのに対して、加齢とともに陽性率は減少し、60 歳代では 68.8％、70 歳代では 57.4％、80 歳を超えると 46.2％という報告もあります[8]。関節リウマチの ACR/EULAR 分類基準に照らし合わせても、抗 CCP 抗体の陰性のみをもって関節リウマチではないと言えません。

　しかし、患者側も医師側も、抗 CCP 抗体の陽性／陰性をもって、関節リウマチの有無を判断していることが多々みられます。そこで「RA 発症後に抗 CCP 抗体が高値陽転化した高齢発症関節リウマチの稀な 1 例を経験した」という稀さを提示するとともに「高齢発症関節

リウマチでは、血清反応が陰性のことがしばしばみられるため、抗CCP抗体のみにとらわれず、分類基準の症状・所見に照らし合わせ、総合的に診断する必要がある」という、明確な一般化した臨床的メッセージが示せます。

〈ポイント2〉

4ヵ月以内に関節腫脹のある患者281例（うち55例が1年以内に関節リウマチと診断）を1年間観察すると、初診時に陰性だった抗CCP抗体の陽転化は1例のみだったという報告[9]があり、この症例を担当した専攻医に「そもそもこの論文をどうやって検索したのですか？」と質問されました。普段から一生懸命に文献検索をしている専攻医ですが、必死に検索したけれど、見つけられなかったようです。

「anti-citrullinated protein antibody」や「CCP antibody」というキーワードと「positive change」ないし「seroconversion」というキーワードを掛け合わせて、PubMedやらMEDLINE（EBSCO）等でいろいろ検索していると、ようやく該当の論文にたどり着きました。文献検索を行い、適した文献を見つけるのもなかなかひと苦労です（本書では、2-3（→P.52）で「文献検索の方法について」を概説します）。

〈例3〉論文化されていなかった症例

> 合田建，他．クランベリージュースと経腸栄養剤の反応によるカード化について．癌と化学療法．2020; 47: 1001-1003.
>
> 半消化態栄養剤がクランベリージュースと混合すると容易に沈殿物が生成されます。比較的ありそうで機序もはっきりしているけれど、論文化されていない1例です。

〈概要と経緯〉

経管栄養中に多量のカード化栄養剤が食道内に貯留していた症例です。多系統萎縮症（オリーブ橋小脳萎縮症）の50代女性で、ADLは

全介助です。神経因性膀胱に対し尿道カテーテルを留置中で、ジスキネジアが著明で嚥下障害も進行し、食事摂取量は徐々に減少していました。誤嚥性肺炎を発症し入院されました。経口摂取困難で経鼻胃管から半消化態栄養剤での経腸栄養と、家族の希望で尿路感染予防に酸性物質のクランベリージュースを投与されていました。胃瘻造設前に上部消化管内視鏡を行ったところ、食道内に多量の白色固形物を認めました。カンジダ培養は陰性で、上部消化管内視鏡検査を行った先生から、「これは何か？」と相談があり、内視鏡カンファレンスでも議論となりました。「まさか？」と思いつつ、管理栄養士と相談し、検証実験を行いました。クランベリージュースと今回使用していた半消化態栄養剤を混ぜ合わせると図1のような沈殿物を認め、カード化していることがわかりました。

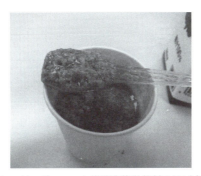

図1．クランベリージュースと半消化態栄養剤を混ぜ合わせた結果

更なる検証のため、室温下でクランベリージュースの原液（pH 2.8〜2.9）、あるいは、酢 20 mL と各種栄養剤 40 mL（各々たんぱく含有量が異なる）を混合し、スプーンで 10 秒程度撹拌しました。すると、クランベリージュースでも酢でも、たんぱく含有量と比例し、容易に沈殿物を生じました。また、ペプチド（消化態栄養剤）では沈殿物は生成されませんでした。

結果は、以下の通りです。

❶ 半消化態栄養剤はクランベリージュースと混合すると容易に沈殿物が生成されました。

❷ 沈殿物の量は栄養剤のたんぱく含有量と比例しました。

　このことより、沈殿物はたんぱく質が変性したものと推測されました。

　次に、中性栄養剤（pH 6.8）と酸性栄養剤（pH 4.0）の 2 種類の半消化態栄養剤 10 mL に、クランベリージュース（pH 2.8 〜 2.9）希釈液（原液、2 倍希釈、5 倍希釈、10 倍希釈）の 10 ml を混合し、混合物中の沈殿物の有無と、その pH を測定しました。

　結果は、以下の通りです。

❶ 中性栄養剤（pH 6.8）では原液及び 2 倍希釈のクランベリージュースとの混合により沈殿物が生成されましたが、5 倍希釈と 10 倍希釈では沈殿物は生成されませんでした。混合物の pH は「原液で< 3.6」「2 倍希釈で 3.9」「5 倍希釈で> 5.1」「10 倍希釈で> 5.1」でした。

❷ 酸性栄養剤（pH 4.0）では原液、2 倍希釈、5 倍希釈、10 倍希釈のいずれでも沈殿物を認めませんでした。混合物の pH は「原液で< 3.6」「2 倍希釈で 3.9」「5 倍希釈で 3.9」「10 倍希釈で 4.2」でした。

　このことより、半消化態栄養剤の中でも酸性の栄養剤は沈殿物を生成しないことがわかりました。

　栄養剤に含まれるたんぱく質の等電点は一般に pH 4 〜 5 とされ、酸性物質との混合で pH が低下すると、等電点を通過する際にたんぱく質の凝固が生じると考えられています [10]（図 2）。

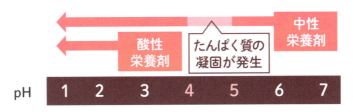

図2．栄養剤に含まれるたんぱく質の変性

　そうはいっても、主な栄養剤のpHとたんぱく含有量を調べると、一部のペプチド製剤を除き、ほとんどが同じくらいたんぱくを含有し、また、ほとんどが中性栄養剤です。

　本症例は、多系統萎縮症罹患の患者で、迷走神経障害やジスキネジアのため、胃内でカード化した栄養剤が蓄積されて逆流を助長した可能性を考慮しました。こういったことも踏まえ、予定通り、胃瘻造設を行いました。また、家族の希望で尿路感染予防に酸性物質のクランベリージュースを投与されていましたが、今回の経過を話し、クランベリージュースの投与中止で納得いただきました（**注3**）。

注3：プロアントシアニジンが、大腸菌等の尿路上皮細胞への付着阻害効果を有する機序[11]により、クランベリージュースは50歳以上の女性の再発性の尿路感染症に対して予防効果が認められたという報告[12]がある一方で、施設入所中の65歳以上の女性を対象にした試験では細菌尿や膿尿の予防効果はないという報告もあります[13]。

〈ポイント〉
　検証実験中、栄養士、研修医、専攻医が一緒になり、その結果に大いに盛り上がったのはいうまでもありません。まるで理科の実験をしているような感じでした。文献を調べると、栄養系の論文でカード化についての文献がいくつかありました。恥ずかしいことに臨床医はほとんどそのことを知らず、学会発表しても「へー」という感じでした。

高齢者が増え、摂食嚥下の問題が日常的にある今日、このことは広く臨床医に知ってもらう必要があると考え論文化することにしました。単なる症例の報告だけではなく（研究というカテゴリーでは頻回に同様の手順を繰り返す必要があり）、検証実験結果を考察に用いることで、症例報告論文としました。

　本症例での考察は「栄養剤は胃内という酸性条件下において投与後にその流動性、形状が変化します。また、半固形状流動食では短時間で十分量投与することで胃が伸展し、蠕動が誘発されます。経鼻経管を用いた栄養では、液体流動食にとろみ調整食品を付加することで半固形化栄養療法を行う方法も報告されています[14]。カード化したものが消化されず、嘔吐につながる可能性もあり、逆流のリスクが高い患者に対しては消化態栄養剤もしくは成分栄養剤、酸性の半消化態栄養剤等カード化しにくい栄養剤の投与、もしくはカード化の可能性を考慮し、とろみ調整食品を併用し、急速投与することも検討されます」としました。メッセージは「原液の2倍希釈までのクランベリージュースや酢との混合によって、中性栄養剤はカード化し、胃・食道内に沈殿物を生じる可能性がある」ので注意が必要という非常に明快なものにしました。

　この症例は論文化されました。通常は英語での症例報告論文を考え

 考察や結語を含めた視点の持って行き方の

- 症例報告の学会発表では、稀さの強調に重点を置くのではなく、日常診療への有用性・日常診療で一般化できる臨床的メッセージが示せる工夫をしましょう。

ているのですが、本症例は引用文献がほとんど日本語の文献しかない
ということで、英語論文は当初より断念しました。しかし、abstract
のみ英語で PubMed に掲載される日本語の雑誌「癌と化学療法」に
受理（accept）されました。

1-4

つまずきポイント3）
論文化にあたっての話
検査方法や査読の乗り越え方等

　普段私は、診療において、病院総合医いわゆるホスピタリストの業務と、一部プライマリ・ケアに従事する家庭医の業務を行っております。病院総合医は比較的臨床推論を行う能力に優れています。私が所属していた自治医科大学の総合診療内科では、日々、不明熱や診断困難症例が集まり、いかに効率よく診断を行い治療に結びつけるかという能力が鍛えられました。時に診断があまりに困難で、絨毯爆撃的な検査の羅列をすることもありましたが、基本的には検査を絞って効率的に診断することが良しとされていました。家庭医は個別性の高い事例を診ます。生物学的だけでなく心理社会的にも複雑かつ困難な事例において、包括的な情報収集や統合的な評価、方針決定を行うことが必要です。主治医として臓器別の専門医や医師以外の医療専門職との協働を適切にマネジメントして、心理社会面、家族といった側面にも配慮することが必要です。

　一方で論文作成は、なるべく偶然性を除去し、客観性が高いことが求められます。そのため、診断においては、鑑別となりうる疾患について、頭の中の推論だけではなく、検査結果という客観的な事実に基づいた除外が必要となります。客観性に乏しい症例報告論文（ケースレポート）は致命的となることがあります。また治療においても偶然うまくいったとしても、なぜうまくいったかという、客観的事実に基

づいた考察が必要となります。

1）論文作成の意義

　論文作成は、このように、総合診療医のポリシーや普段の診療と乖離しています。ポリシーや診療の実際に反して私が論文を量産しているのはなぜでしょう。それは、そもそもなぜ論文を書くかというところに気づく必要があります。自分自身の研鑽や業績のためという側面はもちろんあります。でもそれだけなら、そこそこ地位や名誉を得たらそれでよしという話になります。私自身は大学の教授職を得ています。これ以上論文を書いても書かなくても、地位や名誉は安泰です（たぶん？？笑）。

　しかし大切なことは、個人の業績どうこうではなく、学会発表（発表抄録）や論文発表を通じて、記録を残すということです。きちんと記録を残せば、自分の知らないところで、沢山の人が見てくださり、その方々の日々の診療に役立ちます。それはすなわち自分自身が診療を行っていない、似たような経過を示す患者及びそれを診療する医師にとっても、とてもメリットがあるということです。基礎研究や創薬が将来的に直接診療していない患者に役立つのと同様です。皆さんも症例で困った時に、過去に同じような報告がないか、医中誌やPubMed 等で検索していませんか？　論文化されているものはもちろん利用しますし、発表されている論文数が多くなければ学会発表の抄録も利用しますよね！

〈例4〉検査羅列の症例

　Kamada M, et al. Effectiveness of Profiling Serum IL-18 and Neopterin in Diagnosis of Adult-Onset Still's Disease Complicated by Pulmonary Tuberculosis: A Case Report. Tohoku J Exp Med. 2020; 250: 201-206.

第 1 章　症例報告の学会発表・論文作成、こんなところでつまずいていませんか？

　　88 歳で発症した成人スティル病の確定診断のために、特に悪性腫瘍の除外のために、極めて多岐にわたる検査をした 1 例です。

〈概要と経緯〉

　成人スティル病という病気をご存じでしょうか？　山口らの分類基準 15) が診断によく用いられ、以下の項目からなります。

・大項目① 39℃以上の発熱が 1 週間以上持続、②関節痛が 2 週間以上持続、③定型的皮疹、④ 80％以上の好中球増加を伴う白血球増加（10,000/μL以上）
・小項目①咽頭痛、②リンパ節腫脹または脾腫、③肝機能異常、④リウマトイド因子陰性及び抗核抗体陰性

　この基準は大項目 2 項目を含む 5 項目以上を満たすことで診断しますが、除外項目として、感染症、悪性腫瘍、膠原病があり、どれも漠然としていますが、これらを除外する必要があります。16 歳から 35 歳に多いとの報告もありますが、日本における成人スティル病の発症は 67％が 35 歳以上で、平均発症年齢は 46 歳前後と報告されており、全年齢で考慮すべき疾患です 16)。そうはいっても 80 歳以上は極めて稀で、今回の経験症例は 88 歳でした。

　入院 2 週間前に、発熱、咽頭痛及び両側手関節の熱感・腫脹・疼痛・発赤を認めました。その後も 38℃を超える弛張熱が続き、肝障害も出現したため、原因検索と治療のため入院しました。当初から成人スティル病の可能性は考慮に入れていましたが、超高齢であり、悪性腫瘍や他の膠原病の除外は必須でした（本症例は学会発表や論文作成はある程度念頭にはおいていましたが、安易なステロイド導入は行わず、患者の病態の診断をきっちり行うため、各種検査を行いました。ただ、学会発表や論文作成を念頭に置くのが主眼の場合、もっと若年でも同様のことを行った可能性はあります）。

検査としては、以下のものを行っています。

　繰り返す血液培養検査、尿培養検査、結核除外のための喀痰培養検査・胃液培養検査、ブドウ膜炎や眼底血管炎除外のための眼科診察、婦人科腫瘍や骨盤内感染除外のための産婦人科診察や経腟超音波検査、経胸壁心エコー検査、巨細胞性動脈炎除外のための頸部及び頭部超音波検査、甲状腺超音波検査、腹部超音波検査、胸腹部造影CT検査、上部及び下部消化管内視鏡検査、骨髄検査、血管内リンパ腫除外のためのランダム皮膚生検等、様々な検査を行いました。血液検査においても一般的な血算・生化学検査に加えて、フェリチン、sIL-2受容体抗体、抗核抗体、リウマトイド因子、MPO-ANCA、PR3-ANCA、感染症関連でIGRA（インターフェロン-γ遊離試験）、EBウイルス、サイトメガロウイルス、単純ヘルペスウイルス、HIV等の検査を行いました。いずれも有意な所見はありませんでした。

　また、成人スティル病の病態の中心は、マクロファージやT細胞の活性化と、それに伴うサイトカインの過剰産生で、サイトカインの中でも、特にIL-18が高値を示すことが知られています[17]。このため、各種サイトカインを測定しプロファイルすることが、診断に有効と報告されています[18]。相当な高齢発症の成人スティル病だったので、最終的な念押しのために、金沢大学の小児科グループにサイトカインプロファイルを依頼しました（**注4**）。

注4：研究目的のため検体の送料等を除きコストは発生しません。検査結果も検
　　　体が届いた一両日中には結果が出ます。

〈ポイント〉
　サイトカインプロファイルの結果、典型的な成人スティル病のプロファイルだったため、成人スティル病と診断し、ステロイド治療を行いました。途中に合併症等もあったため、きちんと詰めて診断をして

おいたことが大変役立った症例です。

　この症例は正確な診断目的という意味合いが強く、かなり過剰な検査になっておりますが、特に診断に重きを置く症例、あるいは除外診断が必要な症例の論文作成には、余計だと思っても、ある程度検査を重ねる必要があります（提示症例はやり過ぎ感がありますが）。先述のように、検査結果という客観的な事実に基づいていないと、症例報告論文として致命的となります。査読の時に「この病気なんじゃないの？」と言われて、反論できなければ reject となります。

〈例 5 〉新しい治療の提示が客観的事実に基づく症例

Kamada M, et al. Successful treatment of warfarin-induced skin necrosis using oral rivaroxaban: A case report. World J Clin Cases. 2019 ; 7: 4285-4291.

　ワルファリン誘発性皮膚壊死症の症例の長期的な治療にリバーロキサバン内服が有効だった 1 例です。ワルファリン誘発性皮膚壊死症に対する直接経口抗凝固薬の使用は本論文の掲載時点ではまだ数例の報告レベルでした。

〈概要と経緯〉
　特記すべき既往のない 48 歳女性が、右下肢腫脹、発熱を主訴に外来を受診し、右下肢蜂窩織炎の診断で入院しました。抗菌薬治療を行い、右下肢腫脹と皮膚炎は改善しましたが、入院 8 日目に左下肢腫脹が出現しました。造影 CT 検査を行い、両側下肢の深部静脈血栓症と診断しました。深部静脈血栓症の発症リスク因子としての血栓性素因に関する血液検査を行ったところ、プロテイン S 活性が 10％未満に低下しており、プロテイン S 欠乏症による深部静脈血栓症の発症と診断しました。深部静脈血栓症に対して入院 8 日目よりヘパリン持続静注を開始し、入院 14 日目よりワルファリン内服を併用しました。PT-INR が治療目標域（PT-INR 1.5 〜 2.5）に到達したため入

院 19 日目にヘパリン持続静注を終了したところ、左下肢に疼痛、腫脹、発赤、水疱が出現。末梢冷感も認め皮膚壊死を発症しました。この時のプロテイン S 活性、プロテイン C 活性はともに 10％未満でした。両側下肢深部静脈血栓症発症と同時期頃より胸膜炎を認めており、リンパ球減少と合わせ、Systemic Lupus International Collaborating Clinics classification criteria[19] の臨床項目の 2 項目、また免疫項目 3 項目：抗核抗体陽性（640 倍、Homogeneous）、低補体（C4 10 mg/dL［基準値 17 ～ 45 mg/dL］、C3 56 mg/dL［基準値 86 ～ 160 mg/dL］、CH50 25 U/mL［基準値 30 ～ 45 U/mL］）、直接 Coombs 試験陽性）を満たし SLE と診断し、これがプロテイン S 活性低下の原因と考えられました。ビタミン K 拮抗薬であるワルファリンの投与開始早期にはプロテイン C・S の生成が抑制されるため逆に凝固能が亢進し過凝固となってしまい、ワルファリン誘発性皮膚壊死症が発症することが知られています[20]。本症例では、SLE 発症に伴いプロテイン S 活性が低下していたところにワルファリンが投与開始となり、かつ、ワルファリン過凝固を抑制していたヘパリンの併用の終了直後で、プロテイン S 活性低下に加え、プロテイン C 活性も低下して過凝固状態になったためにワルファリン誘発性皮膚壊死症が発症したものと考えられました。このため、皮膚壊死発症後はワルファリンを中止し、ヘパリンを再開しました。ワルファリン誘発性皮膚壊死症の治療には一般的にはヘパリンを使用しますが、ごく少数の報告レベルではあるものの、直接経口抗凝固薬が推奨されていました。ダビガトラン、リバーロキサバンを用いた報告があり、我々は院内採用があり、3 例の症例報告があるリバーロキサバン内服を選択しました[21]。リバーロキサバン内服でヘパリンを中止でき、その後の再増悪は認めていません。

〈ポイント〉

　ヘパリンは持続静脈注射が必要でありますが、本症例のように深部静脈血栓を発症し、長期に抗凝固治療が必要な症例では、投与経路、

入院の必要性等からヘパリン投与は不向きです。そこで、新規治療の提案として、有効機序が客観的事実に基づいている、直接経口抗凝固薬の使用ということで論文化しました。

　本症例は、①両側の下肢深部静脈血栓を認めた時には、SLE によるプロテイン S 活性低下等の基礎疾患の存在を考慮すること、②プロテイン S 活性低下患者においてワルファリンを使用することでプロテイン C 活性が低下すること、③ワルファリンの作用が十分現れるまで（PT-INR が治療目標域に達するまで）ヘパリンを使用したが、ヘパリン中止直後にワルファリン誘発性皮膚壊死症が出現したこと、ワルファリン誘発性皮膚壊死症そのものが比較的稀であること等、論文化にあたり、複数の臨床的なポイントがありました。しかし本症例の論文化にあたっては、ワルファリン誘発性皮膚壊死症の治療における直接経口抗凝固薬の有用性・新規治療法の提案という 1 点にポイントを絞って論文を作成しました。

2）論文投稿時の査読への対応

　論文を投稿すると、まず、ジャーナルの Editor のチェックが入ります。Editor が査読の価値ありと判断すると、通常 2～3 名の査読者の査読を受けます。逆に Editor が査読の価値なしと判断すると、通称「Editor Kick」という、投稿後まもなく reject を受けます。査読に回っても、査読者が不十分な論文としていろいろ指摘を行うと、初回査読で reject を受けることもありますし、初回査読結果に一生懸命答えて再投稿しても、2 回目の査読で reject を受けることもあります。査読者は論文の accept or reject or revision の判定に大きな力を持ちます。そのため、査読者の意見・要求にはある程度答えるのが定石です。論文の主旨の本論や核心のところで、筆者が考えていることと、査読者が言っていることで大きな齟齬がなければ、他のところについては、査読者の意見を聞き入れてください。

私自身、年間50本以上、国内外の英語学術論文の査読をしています。査読者の気持ちとしては、投稿された論文を投稿した筆者（投稿者）とともにより良くしたい、より学術性を高めたいという気持ちで査読を行っています。そのため、査読を受けた際は、査読者の指摘が論文をより良くするものだと思って、論文を修正しましょう。時には辛辣な査読コメントがあり、心が折れることもありますが、1個1個査読に答えて丁寧に論文を修正することが、投稿論文のacceptにつながります。以下に査読者の指摘に対してどのように対応したかを記します。

〈例6〉査読者の指摘が大いに役立った症例

Kamada M, et al. Effectiveness of Profiling Serum IL-18 and Neopterin in Diagnosis of Adult-Onset Still's Disease Complicated by Pulmonary Tuberculosis: A Case Report. Tohoku J Exp Med. 2020; 250: 201-206.

　成人スティル病の症例で、ステロイド治療により、治療経過は順調でした。しかし、病勢を反映するIL-18は順調に低下したもののNeopterinは上昇していました。このことが結核の診断につながった1例です。査読者より、結核でNeopterinが上昇するとの指摘を受けたことが論文内容の改善に非常に役立ちました。

〈概要と経緯〉

　例4（→P.21）の88歳の成人スティル病の症例ですが、プレドニゾロン（PSL）45 mg/日で治療開始後、症状は改善し、IL-18は順調に低下、CRP、フェリチン等も順調に低下しました。またマクロファージ活性化症候群の予測因子であるsTNF-RII/RI比も変化しませんでした[22]。一方でNeopterinのみ上昇していました。通常、Neopterinは成人スティル病の治療でIL-18とパラレルに低下します。おかしいなと思っていたところ、PSL 27.5 mg/日まで漸減した第80病日ごろから、再度発熱が生じました。胸部CTで両側肺野に新規陰

影を認めました。IGRA（インターフェロン - γ 遊離試験）は陰性だったのですが、気管支洗浄液及び喀痰検査から結核 PCR が陽性で、培養でも検出されました。これより、肺結核と診断しました。その後、PSL を漸減するともに抗結核薬治療を行い、Neopterin は改善しました。

　これをもとに、IL-18 は順調に低下したものの Neopterin が上昇したことが結核の診断につながり、サイトカインを経時的に測定したことが診断に寄与したといった内容で初回論文投稿を行いました。ところが査読者から、文献を引用し、肺結核と Neopterin の関係について記載するように指示がありました。疑問を抱きつつ調べたところ、肺結核及び肺外結核でも Neopterin は上昇し、結核治療により低下することが知られていました[23]。そこで、本症例でも 成人スティル病の治療経過が順調であるにもかかわらず、Neopterin 濃度が上昇していたことが肺結核の診断の契機となった、という文面に改めることで論文が受理（accept）されました。

〈ポイント〉
　自分が気づいていないところの指摘を受け、論文内容のブラッシュアップにつながり、査読者の指摘が非常に役に立ちました。指摘に基づき、再度文献検索を行い、学会発表時や初回投稿時には気づかず調べきれていなかった肺結核で Neopterin が上昇するという知見を知ることができました。この知見により、成人スティル病の治療中にサイトカインを経時的に測定することの有用性がより強調できました。

〈例7〉査読者の指摘をそのまま記載した症例

　草野俊亮，他．病歴聴取と身体診察により診断に至った複数領域のリンパ節腫脹を伴う猫ひっかき病の1例．日本プライマリ・ケア連合学会誌．2017; 40: 156-159.

鼠径部のリンパ節腫脹を主訴に外来を受診した患者です。下肢の診察で猫のひっかき傷があったことが猫ひっかき病の診断に寄与した1例です。査読において、猫ひっかき病で生じる各種身体所見の記載を求められ、指摘通り記載しました。

〈概要と経緯〉

　鼠径部のリンパ節腫脹を主訴に外来を受診した64歳の男性で、複数領域にわたるリンパ節腫脹を来たしていました。悪性腫瘍の転移が鑑別の上位に挙がり、診断の遅れとともに他院で多数の検査が行われましたが、ペット飼育歴を含む詳細な病歴聴取や、忘れられがちな大腿部を含む下肢の診察を丹念に行ったことで、*Bartonella henselae* 感染による猫ひっかき病の診断に有用であったという趣旨の論文を書きました。本文では、皮膚科医、泌尿器科医、内科医（消化器内科医）の診察で、この部位の診察が行われていなかったことで、診断が遅れ、胸腹部単純CTや上部・下部消化管内視鏡検査等の検査が過剰に行われる要因となったことを指摘しました。猫ひっかき病自体、なかなか遭遇しない疾患ですが、査読者はおそらく感染症に精通していて「猫ひっかき病の各徴候・所見の記載が不十分で、視神経網膜炎の有無、結膜炎、緑内障、口内炎、神経学的異常の有無等、多彩な猫ひっかき病の所見をしっかり記載しなさい。身体所見の有用性を強調する割にリンパ節以外の情報が不十分です」というご指摘を頂きました。

　猫ひっかき病という診断ありきなら、そのような所見を追記するのはごもっともですが、日常診療で、リンパ節腫脹で来院した患者に、視神経網膜炎の有無、結膜炎、緑内障、口内炎、神経学的異常の有無をいちいち全部診察するか？　という強い疑念を持ちました。病名ベースに考える医師と、患者の症状をベースに考える医師の違いかといろいろ考えつつ、査読者には、そういった文句は一切書かず「ご指摘ありがとうございます。結膜所見、口腔内所見、神経学的所見、肝脾腫等の身体所見について、現症で追記しました」と素直に返答しま

した。

〈ポイント〉

　投稿者の意見や我を通すのが論文作成の本意ではなく、目的はあくまで、論文投稿が受理（accept）され、刊行されることです。そうすれば沢山の人が見てくれ、その方々の日々の診療に役立ちます。すなわち、それは自分自身が診療を行っていない、似たような経過を示す患者やその患者を診療する医師にとっても、とてもメリットがあるということです。一方で、reject され刊行されなければ元も子もありません。目的達成のため、論文の主旨の本論のところで、筆者が考えていることと、査読者が言っていることで大きな齟齬がなければ、他のところについては、査読者の意見を聞き入れてください。

〈例 8 〉 査読者の指摘が納得できなかった症例①

Hirata C, et al. Late onset of hemolytic uremic syndrome after the appearance of prodromal gastrointestinal tract symptoms. Clin Case Rep. 2020; 8: 1910-1913.

　腸管出血性大腸菌 O157 が検出された 20 代の女性が、下痢出現から 11 日目に溶血性尿毒症症候群（HUS）を来たした 1 例です。遅発性で、しかもほぼ無症候性に HUS を来たし、注意が必要です。比較的稀な経過でしたが、査読者からは典型例と言われた症例です。

〈概要と経緯〉

　腸管出血性大腸菌 O157 が検出された 20 代の女性の症例です。患者本人の自覚症状はほとんどないものの、溶血性尿毒症症候群（HUS）を来たしました。腸管出血性大腸菌の産生する志賀毒素によって惹起されます。臨床的には溶血性貧血、血小板減少、急性腎傷害の 3 主徴が特徴で、診断基準は、①溶血性貧血（破砕赤血球を伴う貧血で Hb 10g/dL 未満）、②血小板減少（血小板数 15 万 / μ L 未満）、③急性腎傷害（血清クレアチニンが基準値の 1.5 倍以上）です[24]。

HUS の発症は下痢または発熱の出現後、第 4 〜 10 病日が多いとされています[24]。また診断までの期間は下痢の出現から平均 6.5 〜 7.7 日と報告されています[25,26]。検査異常値のピーク値またはボトム値は血小板減少が 7.0 ± 1.8（平均±標準偏差）病日、溶血性貧血の指標としての LDH 上昇が 7.5 ± 1.9 病日、eGFR 低下が 7.2 ± 1.8 病日と第 7 病日を中心に認めることが報告されています[27]。第 11 病日に初めて破砕赤血球が出現し、各種検査が異常値を呈した日はさらに遅れました。腸管出血性大腸菌 O157 感染では、HUS の発症は症状の重症度と関連はなく[28]、症状や血液検査・尿検査の推移を注意深く密に観察する必要がある、という主旨の論文を投稿しました。

査読者からは「抗菌薬投与により、増悪した腸管出血性大腸菌による HUS を合併した典型的な症例である」とのコメントを頂きました。

米国のガイドラインでは抗菌薬投与が HUS 発症の危険因子であるとして、推奨されていません。一方で国内の腸管出血性大腸菌感染の患児 118 人を対象にした観察研究では、下痢発症から 5 日以内にホスホマイシンを使用した群では HUS 発症率が低かったことが報告されています〔オッズ比 0.15（95％信頼区間 0.05 〜 0.45）〕[29]。抗菌薬投与の是非については結論が出ておらず、「本症例ではレボフロキサシンが投与され、HUS 発症に関与した可能性は否定できませんが、その場合でも典型的な経過より遅れて発症することは考えにくいと存じます。抗菌薬投与により HUS が誘発されるのであれば、むしろ HUS が既報と同様の時期、あるいは既報より早期に発症することが自然なように考えます」という反論をしました。筆者が考え、また調べ得た範囲の内容に対して、査読者が「そうではない」と言及しているため、明確に反論しました。この症例では、筆者が事実とは異なると考えている内容で、しかも今回の疾病の中心的な経過であったため、筆者の考えやポリシーを貫き通しました。

第1章　症例報告の学会発表・論文作成、こんなところでつまずいていませんか？

〈ポイント〉

　結果、あえなく reject されましたが、査読者との相性が悪かった、意見が合わなかったと諦めて、すぐさま次の投稿先に投稿し、比較的すんなり受理（accept）されました。論文の主旨の本論や核心のところでは、筆者が考えていることと、査読者が言っていることで齟齬があれば、そこは筆者の意見を押し通してください。もちろん、理路整然とした反論で、査読者が納得してくれることもあります。

〈例 9〉査読者の指摘が納得できなかった症例②

Kumabe, et al. A rare case of anasarca caused by infiltration of the pituitary gland by diffuse large B-cell lymphoma. BMC Endocr Disord. 2015; 15: 10.

　悪性リンパ腫の下垂体浸潤で中枢性甲状腺機能低下症を来たし、全身浮腫を呈した 1 例です。BNP 27.7 pg/mL でうっ血性心不全を除外しなさいと査読者に指摘され反論した症例です。

〈概要と経緯〉

　約 3 ヵ月前から徐々に増悪する全身浮腫、3 ヵ月で約 10 kg の体重増加を来たした 72 歳女性の症例です。まず、脾臓の悪性リンパ腫（DLBCL）と診断しました。全身浮腫の原因として身体診察及び血液検査より中枢性甲状腺機能低下症を疑い、さらに頭部 MRI で新たに下垂体腫大を認めたことから悪性リンパ腫の下垂体浸潤を第一に考えました。化学療法施行後に全身浮腫は著明に改善し、さらに甲状腺ホルモン値の改善及び下垂体腫大の消失を認めたことから臨床的に悪性リンパ腫の下垂体浸潤と診断しました。BNP は 27.7 pg/mL でした。

　BNP のカットオフ値は 18.4 pg/mL のため査読者より「急性心不全の可能性はないのか？」と指摘を受けました。

　普段、心不全診療も行っている身としては苦笑してしまいました。

「あー、この査読者は、普段全く心不全を診ないんだなあ」と思いつつ、BNP 100 pg/mL 未満で急性心不全はほぼ否定できること、かつ心エコー所見で、拡張障害も含め、心不全を示唆する所見を認めなかったことを、明確に反論しました。

〈ポイント〉

　循環器診療をしている査読者なら、今回の所見で心不全についての指摘はほぼして来ないと思いますし、逆に査読への反論に対して、BNPと心エコーで否定していいのかという更なる議論になりうるところですが、心不全診療に疎い査読者だったようで、明確な反論にあっさり納得頂きました。

　特に、複数領域にまたがるような症例では査読者が必ずしもその道のプロフェッショナルとは限りません。査読者の意見、要求がある程

検査方法や査読の乗り越え方等の Tips

- 論文作成の意義について
  学会発表（発表抄録）や論文発表を通じて、記録を残すということです。きちんと記録を残せば、自分の知らないところで、たくさんの人が見てくださり、その方々の日々の診療に役立ちます。なるべく偶然性を除去し、客観性が高いことが求められます。

- 論文投稿時の査読への対応について
  査読者のコメントは、筆者（投稿者）とともに論文をより良くしたい、より学術性を高めたいという気持ちであり、査読者とともにより良くなるように論文を修正しましょう。

度は納得できるものであれば、基本的には査読者の意見を聞き入れてください。一方で、明らかにとんちんかんな、あるいは通説と異なることを指摘していれば、そこは根拠を並べて、理路整然とした反論をしてください。

　以上、まず本章では、症例報告の学会発表・論文発表で、つまずきやすいところと対策の概要を紹介しました。

　次からの章では、症例遭遇から論文の作成・投稿、また無事にaccept され、publish された後に起こることまで含め、段階ごとの概要と対策について詳述していきます。

【参考文献】

1）厚生労働省委託事業血液凝固異常症全国調査. 平成 30 年度報告.
2）Aletaha D, et al. 2010 Rheumatoid Arthritis Classification Criteria: An American College of Rheumatology / European League Against Rheumatism Collaborative Initiative. Arthritis Rheum. 2010; 62: 2569-2581.
3）Jansen LM, et al. The Predictive Value of Anti-Cyclic Citrullinated Peptide Antibodies in Early Arthritis. J Rheumatol. 2003; 30: 1691-1695.
4）三森経世. 抗 CCP 抗体. 日本内科学会雑誌. 2007; 96: 2132-2137.
5）van Venrooij WJ, et al. Anti-CCP Antibodies: The Past, the Present and the Future. Nat Rev Rheumatol.2011; 7: 391-398.
6）Willemze A, et al. The Influence of ACPA Status and Characteristics on the Course of RA. Nat Rev Rheumatol. 2012; 8: 144-152.
7）Arnold MB, et al. Are There Differences Between Young- And Older-Onset Early Inflammatory Arthritis and Do These Impact Outcomes? An Analysis From the CATCH Cohort. Rheumatology（Oxford）. 2014; 53: 1075-1086.
8）Sloane D, et al. Safety, Costs, and Efficacy of Rapid Drug Desensitizations to Chemotherapy and Monoclonal Antibodies. J Allergy Clin Immunol Pract. 2016; 4: 497-504.
9）Mjaavatten MD, et al. Should Anti-Citrullinated Protein Antibody and Rheumatoid Factor Status Be Reassessed During the First Year of Followup in Recent-Onset Arthritis? A Longitudinal Study. J Rheumatol. 2011; 38: 2336-2341.
10）竹村有美，他. 半固形化栄養材の人工胃液中での物性変化. 静脈経腸栄養. 2011; 26: 1255-1264.

11）Gupta K, et al. Cranberry Products Inhibit Adherence of P-Fimbriated Escherichia Coli to Primary Cultured Bladder and Vaginal Epithelial Cells. J Urol. 2007; 177: 2357-2360.

12）Takahashi S, et al. A Randomized Clinical Trial to Evaluate the Preventive Effect of Cranberry Juice（UR65）for Patients With Recurrent Urinary Tract Infection. J Infect Chemother. 2013; 19: 112-117.

13）Juthani-Mehta M, et al. Effect of Cranberry Capsules on Bacteriuria Plus Pyuria Among Older Women in Nursing Homes: A Randomized Clinical Trial. JAMA.2016; 316: 1879-1887.

14）奥田由美，他．高齢者の排便コントロールの重要性．月刊ナーシング. 2012; 32: 117-120.

15）Yamaguchi M, et al. Preliminary criteria for classification of adult Still's disease. J Rheumatol. 1992; 19: 424-430.

16）Asanuma YF, et al. Nationwide epidemiological survey of 169 patients with adult Still's disease in Japan. Mod Rheumatol. 2015; 25: 393-400.

17）Efthimiou P, et al. Diagnosis and management of adult onset Still's disease. Ann Rheum Dis. 2006; 65: 564-572.

18）Shimizu M, et al. Distinct cytokine profiles of systemic-onset juvenile idiopathic arthritis-associated macrophage activation syndrome with particular emphasis on the role of interleukin-18 in its pathogenesis. Rheumatology（Oxford）. 2010; 49: 1645-1653.

19）Petri M, et al. Derivation and validation of the Systemic Lupus International Collaborating Clinics classification criteria for systemic lupus erythematosus. Arthritis Rheum. 2012; 64: 2677-2686.

20）Ward CT, et al. Atypical warfarin-induced skin necrosis. Pharmacotherapy. 2006; 26: 1175-1179.

21）Lai J, et al. Anticoagulation therapy for thromboembolism prevention: a case of warfarin-induced skin necrosis in the setting of protein C deficiency. BMJ Case Rep. 2017;2017:bcr2016218015.

22）Goda K, et al. Adult-onset Still's disease with macrophage activation syndrome diagnosed and treated based on cytokine profiling: a case-based review. Rheumatol Int. 2020; 40: 145-152.

23）Turgut T, et al. Serum interleukin-2 and neopterin levels as useful markers for treatment of active pulmonary tuberculosis. Tohoku J Exp Med. 2006; 209: 321-328.

24）五十嵐隆，他．溶血性尿毒症症候群の診断・治療ガイドライン．東京医学社；2014.

25）Su C, et al. Escherichia coli O157: H7 infection in humans. Ann Intern Med. 1995; 123: 698-714.

26）Boyce TG, et al. Escherichia coli O157: H7 and the hemolytic-uremic syndrome. N Engl J Med. 1995; 333: 364-368.

27）福田雅通，他．溶血性尿毒症症候群典型例16例の腎機能，LDH，血小板数

の推移. 小児科診療. 1996; 59: 1008-1012.

28) Hermos CR, et al. Shiga toxin-producing Escherichia coli in children: diagnosis and clinical manifestations of O157: H7 and non-O157: H7 infection. J Clin Microbiol. 2011; 49: 955-959.

29) Tajiri H, et al. A role for fosfomycin treatment in children for prevention of haemolytic - uraemic syndrome accompanying Shiga toxin-producing Escherichia coli infection. Int J Antimicrob Agents. 2015; 46: 586-589.

第2章

学会発表・
論文にできる
症例の見つけ方

2-1

貴重な症例、見逃していませんか？症例の見つけ方

　そもそも、経験が浅いうちは、その症例が学会発表に値する症例かどうか、なかなか見当がつきません。よくある疾患であっても、患者ごとにその背景因子や経過が異なります。1例1例、自分が担当した症例について、しっかり調べて診療方針をよく吟味し、責任を持って診療に当たることが基本です。

　しかし、自分で調べてもよくわからない時があります。その時は、その症例が学会発表に値する症例かどうか、指導医や他科の医師たちとよく相談しましょう。そもそもその疾患の発症頻度があまり多くない症例では、自分ではよくわからないことが多々あります。一方で、ただ単に調べ方が不十分なこともあります。

1）頻度が高い疾患×よくある症状や検査結果×一般的な治療経過

　頻度の高い疾患で多くみられる症状や検査結果・一般的な治療経過だと、当然発表の価値は見出せません。

　例えば、モラキセラ・カタラリスによる肺炎の市中肺炎における割合は、肺炎球菌、インフルエンザ桿菌に次いで多いですが、軽症例が多く、経口抗菌薬による外来診療で終わることもしばしばです。このため、入院担当では遭遇が少ないかもしれません。膝関節等の偽痛風は、教科書での記載や医学部教育での学習機会は少ないですが、高齢

者で肺炎や尿路感染の治療経過中にしばしばみられます。このような頻度の高い疾患は、その症例を担当医が初めてみる症例であっても、学会発表には値しません。そのことを勉強する、あるいは院内勉強会で経験を発表するのは良いですが、それは単なる自己学習の世界です。

２）頻度が多い疾患×見逃しがちな症状・報告が少ない症状・所見

　頻度の比較的多い疾患ではあるが見逃しがちな症状や、これまで報告が少ないような症状・所見があれば、十分学会発表の価値はあります。

　例えば、癌性髄膜炎による食欲低下、性格変化を認めた肺腺癌の症例はありがちですが、初期に単純 MRI では問題なし、後に造影 MRI で脳転移や癌性髄膜炎が見つかったようなピットフォール的な症例は、十分発表に値します。また、繰り返す下痢と腹痛で、消化管の検査では全く問題なし、その後、副腎皮質機能低下症による症状であると判明した症例は、非消化管由来の腹痛や下痢を来たす疾患に注意しましょうということで、発表の価値があります。

３）頻度が少ない疾患×よくある症状や検査結果×一般的な治療経過

　頻度の比較的少ない疾患で多くみられる症状や検査結果・一般的な治療経過をたどった時も学会発表の価値は低いです。

　例えば、巨細胞性動脈炎は、日本では、1997 年の厚生労働省による疫学調査で、人口 10 万人あたり 0.65 人と報告され、稀な疾患であるとされています[1]。しかし、巨細胞性動脈炎自体では発表の価値は低いし、それに合併するリウマチ性多発筋痛症も 50％程度に合併すると報告され[2]、巨細胞性動脈炎にリウマチ性多発筋痛症を発症した 1 例では報告の価値は低いです。

4）日本で発症者が少ない疾患

　ただし、日本で発症者が数十例、あるいは100万人に1人以下という疾患では、典型的な経過をたどっても、十分報告に値します。

　例えば、重症熱性血小板減少症候群（severe fever with thrombocytopenia syndrome：SFTS）や、2009年に発生した新型インフルエンザA（H1N1）pdm09、2019年に発生し2020年に流行した新型コロナウイルスSARS-CoV-2によるCOVID-19等の新興疾患は、流行当初より1〜2年は疫学的な見地や症状の多様性の見極めのため、典型例でもどんどん発表すべきです。しかし、疾病罹患者が経時的に増えると、発表の価値は低くなります。このため、私たちも、COVID-19の経験症例を可及的速やかに1例報告で論文化しております[3]。しかし、数年以上が経過し、発症者が爆発的に増えた現在では、余程、稀な併発症や経過でない限り、1例報告の価値は、極めて低くなっています。2010年に初めて報告され、血小板減少（Thrombocytopenia）、全身性浮腫／胸水／腹水（Anasarca）、発熱（Fever）、骨髄細網線維化（Reticulin fibrosis）、臓器腫大／肝腫大／脾腫／リンパ節腫大（Organomegaly）を呈するTAFRO症候群も、2015年にTAFRO症候群診断基準と重症度分類[4]が発表・定義されたばかりであり、十分発表の価値があります。

5）頻度が少ない疾患×あまりない症状・検査結果

　頻度の比較的少ない疾患で、あまりみられない症状・検査結果等も発表の価値はあります。

　例えば、大腸菌による感染性心内膜炎自体も珍しいですが、基質特異性拡張型βラクタマーゼ（ESBL）産生大腸菌による感染性心内膜炎では、なお発表の価値があります。顎関節痛による開口障害で発症した成人スティル病（AOSD）等は、非常に学会発表の価値がありますね。

６）治療・救命に難渋した症例

「治療・救命するのに、とても難渋した」ことを示しただけの症例の発表だと、本来重症化する可能性のある疾患経過で、疾患自体が重症で「苦労した」症例は、発表の価値はありません。

例えば、敗血症性ショックで、大量輸液、人工呼吸管理、昇圧剤の使用等で治療に手間がかかるのは当然です。これが腸管穿孔による腹膜炎を来たすようなら、緊急手術してもさらに治療は難渋します。苦労したことは、院内の振り返りのカンファレンスで共有するのにとどめましょう。

７）非典型所見×診断に難渋した症例

一方、非典型所見があり、本来ならあまり難渋しないはずなのに「難渋した」症例ならば発表の価値があります。「ここを見落とした」「ここはもっと早く手を打つべきだった」「この検査を前もってしていれば」等、臨床にフィードバックできることを重視した発表ができます。

例えば、SLE の患者が、発熱、精神症状、脾腫は認めず、LDH・間接ビリルビン高値、ハプトグロビン低値による溶血性貧血を来たし、破砕赤血球は認めず、Coombs 試験陰性や後に ADAMTS13 活性の低下とインヒビター陽性がわかり、血栓性血小板減少性紫斑病と診断できた症例では、破砕赤血球が出現しなくても Coombs 試験陰性の溶血性貧血では血栓性血小板減少性紫斑病を疑うべきと発表に値します（ただし、血栓性血小板減少性紫斑病では、約 20％で初期には破砕赤血球を認めず、診断の誤りがあります [5]）。

まとめますと、学会発表に値しそうな症例は

1．頻度の比較的多い疾患ではあるが、見逃しがちな症状や、これまで報告が少ないような症状・所見・治療経過がある場合は、報告に値します。
2．100万人に1人以下等頻度が極端に少ない疾患では、典型的な経過でも、十分報告に値します。
3．新規の疾患概念や、新興感染症のような症例は、典型的な経過でも、十分報告に値します。
4．頻度の比較的少ない疾患で、頻度の少ない症状・検査結果等を示した場合は、報告に値します。
5．本来ならあまり難渋しないはずなのに「難渋した」症例であり、こういうことをしておけばよかったと臨床にフィードバックできる症例は、報告に値します。

逆に、

1．頻度の高い疾患で、よくみられる症状・検査結果・一般的な治療経過だと、発表の価値はありません。
2．頻度の比較的少ない疾患で、よくみられる症状・検査結果・一般的な治療経過をたどった時も、学会発表の価値は低いです。
3．もともと診断や治療が難渋しやすい疾患は、難渋したこと自体での発表の価値はありません。

　新規の疾患概念や、新規感染症は時間経過とともに頻度が増えてくると、発表の価値は低下します。
　実際にその症例が学会発表に値する症例かどうかは、指導医や他科の医師たち、時には院外のその疾患に詳しい医師とよく相談しましょう。
　学会の総会や地方会が近いので何か発表できる症例がないかと、抄録締め切り間近になり、発表できそうな症例を詮索する指導医や施設も散見されます。しかし、後方視的に発表できそうな症例を検索すると、カルテ記載が不十分、必要な症候・身体所見や鑑別・確定診断／

除外診断に必要な検査の漏れ等が見られやすく、ただ学会発表のための発表になりがちです。このようなことを繰り返している場合、そもそもの学会発表の意義について、よく考え直す必要があります。学会発表の意義については 3-8（→ P.132）で述べます。

　繰り返しになりますが、そもそも、経験が浅いうちは、その症例が学会発表に値する症例かどうか、なかなか見当がつきません。よくある疾患であっても、患者ごとにその背景因子や経過が異なります。「この症例、面白い症例だ」と喜ぶ医師（中には、病気で困っている患者・家族に対して「これは面白い症例・経過です」と平気で言うダメな医師）がいます。指導医は、そういう発言をする医師に対して、ダメ出しをするくらいでないといけません。私はそういう発言をする医師に対して怒りを覚えます。

　学会発表に値するかどうかは結果論でしかなく、1 例 1 例、自分が担当した症例について、しっかり調べて診療方針をよく吟味し、責任を持って診療に当たりましょう。このことが臨床医としての大前提です！　そうした日々の診療の繰り返しの中で、学会発表に値しそうな症例にたまたま遭遇します。しかし、普段から、しっかり調べて診療方針をよく吟味する習慣を身につけていないと、せっかくの学会発表に値するような症例経過でも、見逃してしまいがちです。これも経験のなせるわざで、私自身が「この症例は学会発表できそうな症例だね」と言っても、多くの初期研修医・専攻医は「えっ、そんなところに目をつけるんですね」「この症例で学会発表できそうな要素があるとは、全く意識していませんでした」となることがしばしばあります。

　以下の、「診療に対する心構え」が基本的な私の考え方です。

・担当した症例にこだわりを持つ。
・コモンな病気ほど奥が深い。

> ・コモンな病気でも 1 例 1 例、背景や経過が異なる。
> ・コモンな病気ほど、より質の高い診療を提供する努力をする。
> ・Best practice を目指す！

　私は、目の前の 1 例 1 例を大切にするということを研修医の頃から叩き込まれ、今もそうしていますし、若手医師にもそう指導しています。

　学会発表・論文化する症例、診療に難渋する症例も 1 例 1 例の積み重ねの一つに過ぎません。この積み重ねがより良い診療につながります。診療所や小病院、中核病院や大学病院と、診療場所の設定が異なっても、この基本原則は変わりません。こういった経験を十分積むこと

学会発表に値しそうな症例の見つけ方の Tips

1. 頻度の比較的多い疾患ではあるが、見逃しがちな症状や、これまで報告が少ないような症状・所見・治療経過がある場合は、報告に値します。
2. 100 万人に 1 人以下等頻度が極端に少ない疾患では、典型的な経過でも、十分報告に値します。
3. 新規の疾患概念や、新興感染症のような症例は、典型的な経過でも、十分報告に値します。
4. 頻度の比較的少ない疾患で、頻度の少ない症状・検査結果等を示した場合は、報告に値します。
5. 本来ならあまり難渋しないはずなのに「難渋した」症例であり、こういうことをしておけばよかったと臨床にフィードバックできる症例は、報告に値します。
6. ただし、目の前の 1 例 1 例を大切にするのが診療の基本！

で、学会発表できそうな、あるいは論文化まで検討できる症例がだんだん見えてくるようになります。

【参考文献】

1）Kobayashi S, et al. Clinical and epidemiologic analysis of giant cell（temporal）arteritis from a nationwide survey in 1998 in Japan: the first government-supported nationwide survey. Arthritis Rheum. 2003; 49: 594-598.

2）Cantini F, et al. Are polymyalgia rheumatica and giant cell arteritis the same disease? Semin Arthritis Rheum. 2004; 33: 294-301.

3）Sugimoto R, et al. Humidifier Use and Prone Positioning in a Patient With Severe COVID-19 Pneumonia and Endotracheal Tube Impaction Due to Highly Viscous Sputum. Cureus. 2020; 12: e8626.

4）平成 27 年度厚生労働科学研究難治性疾患政策研究事業新規疾患 TAFRO 症候群の確立のための研究.

5）Grall M, et al. Thrombotic thrombocytopenic purpura misdiagnosed as autoimmune cytopenia: Causes of diagnostic errors and consequence on outcome. Experience of the French thrombotic microangiopathies reference centre. Am J Hematol. 2017; 92: 381-387.

コラム

学会発表の数×質⇒自身のレベルアップ

ここ数年、私が直接的に関与、指導する学会発表は、国内・国外を含め、概ね年間50〜60件です。そのうち、80〜85%くらいが症例報告です。兵庫県立丹波医療センター（2019年に柏原赤十字病院と合併する以前は兵庫県立柏原病院の名称）の発表が主ですが、公立豊岡病院総合診療科をはじめ複数の医療機関の症例です。100万人に1人以下等頻度が極端に少ない疾患の発表も行いますが、基本的には、学会発表に値しそうな症例（→P.38）に該当するものを見逃さず、初期研修医や専攻医を中心に発表してもらっています。学会発表数だけではなく、優秀演題賞受賞や、優秀演題賞候補のセッションでの発表も一定数あります。優秀演題賞候補のセッションは、通常、抄録の査読で行われますので、しっかりした抄録であることが、候補に選ばれる条件です。また、実際の受賞は、報告症例の質に加え、発表者のプレゼンテーション能力や質疑応答も評価されます。もちろん受賞には運もあり、発表の採点者との相性や発表者の能力も関係します。ただ、経時的、継続的に、優秀演題賞受賞や、優秀演題賞候補のセッションでの発表があるということは、発表数だけではなく、客観的に発表の質もある程度、担保されていることの表れだと自負しています。

もちろん、レベルアップ、ブラッシュアップのため、私自身も筆頭演者として、研究発表を年間2〜3演題行っております。直接的に関与、指導する形での共同演者であることも含め、発表回数が増えれば増えるほど、症例に対する学術的な洞察力が増し、学会発表できそうな症例を見つける能力がアップしています。これが経験のなせるわざで、見逃してしまいがちな学会発表に値するような症例経過を見逃さず、学会発表できそうな症例であることを告げると、初期研修医・専攻医が驚く要因でもあります。学会発表数の増加は、私自身の成長の表れだとも言えます。

2-2

その症例、学会発表できる題材ですか？

1）一般的な情報検索方法

　学会発表に値しそうな症例は、2-1（→ P.38）で説明した通りです。

　実際には、経験した症例が学会発表に値しそうな症例に該当するか、自分で情報を検索し、吟味することが重要です。情報検索方法には以下のようなものがあり、**表1**に、その長所と短所を記します。

表1．情報検索の方法

検索元	長所・短所
商業書籍	簡便な内容の検索には役立ちます。内容の正確性の担保はありません。特に単著（著者が一人や少数の場合）は、内容により詳しいところ、かなり弱いところがあります。
教科書	一般についての記載であって、病態別の細かな記載に欠けます。情報が古くなりがちです。逆に教科書レベルの記載事項は、学会発表になりにくいことの指標にもなります。 一方、国家試験や専門医試験対策用教科書は、稀なことでも区別なく記載されていることがあります。
原著論文	きちんと読むには手間がかかります。当該症例に fit した論文が見つかれば役立ちます。1篇の論文のみでは信頼性に欠けることもあり、同様のことを扱った複数の論文間で結論が異なることもあります。エビデンスレベルの高い論文の多くは外国の論文で、結果に民族差がある場合には当該症例に当てはまらないことがあります。
ガイドライン	短時間で情報収集が可能です。Update された信頼のおけるガイドラインがあれば役立ちます。

| Cochrane Library | 短時間で情報収集が可能です。Systematic review がなされていればとても役立ちます。ただこれに該当しない臨床的な疑問の方が多いです。 |

（見坂恒明．ケースレポートでめざせ学会デビュー．日本医事新報社，2020．P7．表6より引用改変）

　以上は、教科書的・授業用のフォーマルな情報検索の方法ですが、次に実際に私が行っている情報検索の手順を示します。

２）私の情報検索方法

　まずは、手軽に Google 等の検索エンジンで調べます。最近は、診療の際にスマートフォンや iPad 等のタブレットを使用しながら、調べ物をしている医療者が多いですよね。私にとって、スマートフォンは小さく文字も見にくいため、10 インチくらいの iPad を使用しています。外来で患者に図表を示すにも役立つ大きさです。特に深い意味はありませんが、昔からの名残でホーム設定を Yahoo! JAPAN にしているため、Yahoo! JAPAN を検索エンジンにしています。2010 年9月以降から Yahoo! JAPAN 独自の検索エンジンから Google の検索エンジンへ徐々に移行されているため、検索結果にあまり違いはないようです。なお、インターネットの検索、書籍、商業雑誌含め、出典・引用が明記されていないものは、信頼性が乏しいので注意が必要です。

　また、医師が発信しているブログも利用しています。例えば、下記のようなブログはよく利用させていただいています。

不識庵　万年研修医のブログ
https://fushiki-an.com/
今日なに読もう ～病院総合診療医の論文ブログ～
https://nagano1123.livedoor.blog/　等

　各々、ブログを書いておられる先生方を存じており、検索力、内容の信憑性等、私個人としてはかなり信頼しております。まめに更新さ

れ、日常診療の疑問をまとめられて、すばらしいなぁと日々感心しております。JHospitalist Network の journal club や clinical question もよく利用させて頂いています。

　次に、教科書レベルの書籍や電子教科書、電子書籍で調べます。電子教科書は、引用文献へのアクセスが良いことも利点です。図表がよくできており、患者説明用に、電子カルテの中に組み込んでいる医療機関も増えてきています。『UpToDate』は、電子教科書としては鉄板で、よく検索します。医療機関での契約がなければ、自身での契約をおすすめします。『UpToDate』は、スマートフォンやタブレット端末用のモバイルアプリがあり、書籍情報をダウンロードすることで、インターネット環境がなくても検索ができます。また、近年は電子書籍が増え、『朝倉内科学』『サンフォード感染症治療ガイド』『今日の治療薬』『イヤーノート』等、日常的に頻繁に使用する教科書は、「m3.com 電子書籍（M2PLUS）」というウェブサイトで電子書籍として購入しています。持ち運びが手軽なことや、「串刺し検索」という教科書横断的に検索ができるので利便性が高いです。最近は、検索エンジンで調べる前に、m3.com 電子書籍（M2PLUS）の電子書籍で調べていることの方が多いくらいです（なお、これらの電子書籍のラインナップはあくまで私見で、これらを絶対的に推奨するわけではありません。以前は『サンフォード感染症治療ガイド』の日本語訳に携わっておりましたが、現在は数年以上携わっておらず、他の電子書籍についても利益相反はありません）。

　電子教科書の『今日の臨床サポート』や『UpToDate』に記載されているものの、記載されている量が少ない項目は、学会発表の価値がある可能性が高いです。一方で、これらに掲載されていない項目が、学会発表の価値があるかといえば、より詳しく調べてみないと何とも言えません。これらの電子教科書が、すべての項目を網羅しているわけではないからです。

この手順でうまく該当することがなければ、いよいよ『医学中央雑誌』の出番です。また「JDream III」という邦文の検索サイトがあります。こちらは医学論文に限定されず科学技術文献情報データベースとして日本最大級のデータベースです。所属医療機関でどちらかを契約していることが多いと思いますが、契約がなければ、個人での契約を推奨します。元文献がみられないこともあるかもしれません。取り寄せするには時間がかかりますが、必要な文献と思えば是非とも取り寄せをしましょう。取り寄せにかかる費用は、所属医療機関が支払うか個人の負担となるか、所属医療機関の裁量ですが、できる限り所属医療機関での負担になるように交渉したいところです。それが無理なら個人の負担もやむなしです。日本語文献でうまく該当するものがなければ、「PubMed」の出番です。最も一般的な英文検索サイトです。このあたりまで調べて、

先述の学会発表に値しそうな症例である、

・頻度の比較的多い疾患ではあるが、見逃しがちな症状や、これまで報告が少ないような症状・所見・治療経過がある場合
・100 万人に 1 人以下等頻度が極端に少ない疾患の場合
・新規の疾患概念や、新興感染症のような症例の場合
・頻度の比較的少ない疾患で、頻度の少ない症状・検査結果等を示した場合

に該当すれば、学会発表に十分値します。

何でもかんでも医学中央雑誌や PubMed で調べると手間がかかります。

医学中央雑誌や PubMed で検索しても該当する資料が見つからない場合、先行する知見がない可能性がある一方で、教科書レベルの当たり前のことは文献にはなっていないこともありますので、注意が必

要です。

　例えば「リウマチ性多発筋痛症の治療にステロイドが有効」というような教科書的なことは、医学中央雑誌や PubMed で調べると時間がかかり過ぎてしまいます。市中肺炎の第一選択薬も、文献検索では手間がかかりますが、肺炎のガイドラインを見ればすぐにわかります。

　順を追って検索していくことが最も効率的です。

　なお、慣れてくると、このレベルの検索は教科書で、このレベルは最初から医学中央雑誌や PubMed で調べた方が良い、というのがだんだんとわかってきて、検索効率がさらに上がります。試験勉強でも、部活動でも、勉強や練習をやり込むほど、効率がよくなりますよね。文献等の検索においても同様で、ありふれた症例でも日ごろから検索を行っておくことで、必要時に効率的に検索ができるようになります。

 学会発表できる題材を見つけるための

- ありふれた症例でも日ごろから検索を行っておくことで、必要時に効率的に検索ができるようになる。

2-3

文献検索の方法について

　学会発表に値しそうな症例（→ P.42）に遭遇して「実際に学会発表を行おう」または「論文作成をしよう」と思い立ったら、医学中央雑誌や PubMed 等で検索することは必須です。ここでは実際の文献検索の方法について例示していきます。なお、本書では私が普段やっている検索方法について例示しますが、検索だけに特化した書籍を書かれている先生もおられますので、より深くうまい検索方法を勉強したい方はそちらをご参照ください。

　ここからは、事例を提示しながら、具体的な方法を紹介していきます。

1）例1．伝染性単核球症に心筋炎を合併した症例を調べる

　伝染性単核球症に心筋炎を合併した症例を経験しました。Epstein-Barr Virus（EBV）による伝染性単核球症は、比較的高頻度に遭遇する疾患です。発熱、咽頭痛、リンパ節腫脹、全身倦怠感、末梢血の異型リンパ球出現等を特徴とします。脾腫も合併頻度が多いですね。自分自身はあまり経験がないのですが、UpToDate では、神経症状（ギラン・バレー症候群、顔面及び他の脳神経麻痺、無菌性髄膜炎、横断性脊髄炎、末梢神経炎、視神経炎と脳脊髄炎等）や血液異常（溶血性貧血、血小板減少、再生不良性貧血、血栓性血小板減少性紫斑病／溶

血性尿毒症症候群）も比較的出現しやすい症状として記載されています。他の稀な症状・症候として肺炎・胸水、心筋炎、胆嚢炎、膵炎、糸球体腎炎、腸管膜炎、筋炎等、全身の様々な臓器に合併症を生じることが報告されています。皆さんご存知でした？

　この事例に関して、まずは医学中央雑誌で検索してみましょう。概ねキーワード 2 つをかけあわせて検索します。
　「伝染性単核球症」と「心筋炎」で検索します。2 つのキーワードでヒット数 8 件、そのうち本文があるのが 3 件となります（図 1）。結構、少ないですね。

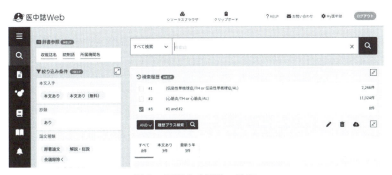

図 1．医学中央雑誌で検索

　次にこれを PubMed で検索してみましょう。
　「infectious mononucleosis」と「myocarditis」で検索します。2 つのキーワードでヒット数 75 件です（図 2）。医学中央雑誌に比べるとヒットしてきますが、それでも 75 件と少ないですね。

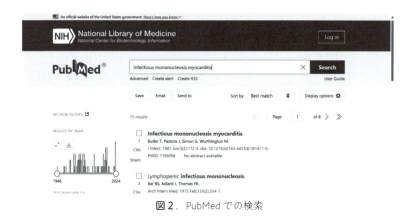

図2．PubMed での検索

　学会発表に値しそうな症例（→ P.42）を考慮すると、PubMed でのヒット件数 100 くらいまでが発表の価値判断の一つの指標です（論文化まで持って行ける可能性ありの指標でもあります）。

　タイトルや抄録を見て、何とか内容を見渡せるのはせいぜい、ヒット件数 100 件ぐらいまでです。200 件という先生もいらっしゃいますが（笑）、なかなか 200 件に目を通すのは至難の業です。ヒットした中には、今回調べたいことと関連のない内容の論文も含まれます。100 件程度より多ければあまり珍しくないのではないかというふうに私は判断します。逆にそれ以下だと、比較的高い確率で学会発表の価値がありそうな症例だと考えて良いでしょう。
　ただし、本来ならあまり難渋しないはずなのに「難渋した」症例であり、こういうことをしておけばよかったと臨床にフィードバックできる症例は、文献検索のヒット数に関係なく、学会発表の価値がありますので、ご注意ください。

　これまでの PubMed（Legacy PubMed）は、検索されたリストの右の方の Search details（ピンク枠）があり、ここに MeSH が表示されていました（図3）〔MeSH についてはコラムを参照（→ P.61）〕。

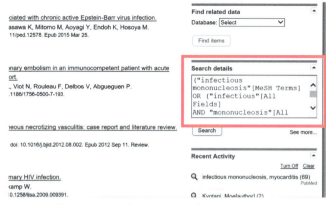

図3．PubMed（Legacy PubMed）の Search details

　現行の PubMed では、MeSH 表示がなくなりましたが個別の文献を表示することで、Similar articles（**図4**）、その文献の被引用文献（つまり表示されている文献を後に引用している文献）・論文の Type、MeSH terms（**図5**）が表示されるようになりました。

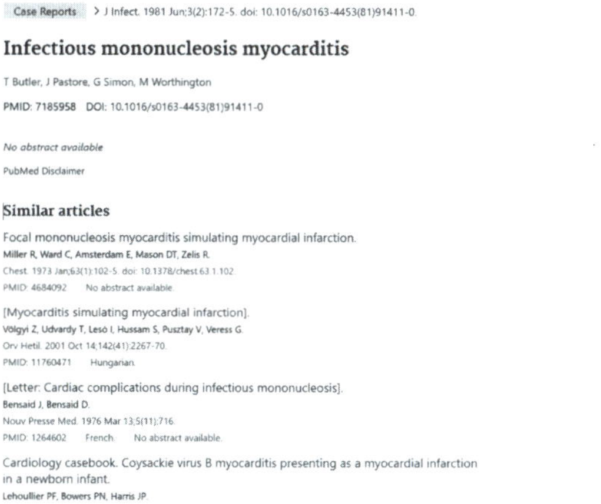

図4．現行の PubMed の Similar articles

第 2 章　学会発表・論文にできる症例の見つけ方

Cited by

Cardiovascular diseases due to viruses.
Kawana R.
Heart Vessels Suppl. 1985;1:91-6. doi: 10.1007/BF02072370.
PMID: 3843596

Clinical aspects of virus/immune myocarditis.
O'Connell JB, Robinson JA, Gunnar RM, Scanlon PJ.
Heart Vessels Suppl. 1985;1(Suppl 1):102-6. doi: 10.1007/BF02072373.
PMID: 3843570　　**Free PMC article.**

Publication types

> Case Reports

MeSH terms

> Adult
> Diagnosis, Differential
> Electrocardiography
> Humans
> Infectious Mononucleosis / diagnosis*
> Male
> Myocardial Infarction / diagnosis
> Myocarditis / diagnosis*
> Myocarditis / etiology

図 5. 現行の PubMed の被引用文献・論文の Type・MeSH terms

2）例 2．青汁によって肝機能障害を来たした症例を調べる

　医学中央雑誌で「青汁」と「肝機能障害」の 2 つのキーワードで検索してみたところ、ヒット数 0 でした。

　「青汁」と「肝障害」にキーワードを設定しなおすと、ヒット数 24 件、そのうち本文があるのが 7 件となります。こちらも結構少ないですね。また、キーワードの微妙な入力の違いにより、ヒット数が異なってくることがわかります。ヒット数が少ない場合は、関連しそうなキーワードをいくつか変えつつ、かけ合わせた方がよさそうなのがわかりますね。「青汁」と「肝障害」のキーワードでヒットし、本文があるのは 7 件のため、このヒットした論文は、本文を取り寄せて実際に稀であるのか調べる価値がありそうです。

　では、PubMed で検索してみましょう。「青汁」の英語はあまり医学用語では見慣れませんよね。取り寄せた文献中に「Green juice」という用語が使用されていました。あまり使い慣れない用語について英語で検索する時は、先行文献をもとに、至適な英語を見つけるのも手です。また、私は普段「英辞郎」というソフトを使用して調べていることが多いです。「Google 翻訳」も使っています。

さて「green juice」と「hepatitis」で検索すると、ヒット数 8 件です。「green juice」と「liver injury」による検索ではヒット数 9 件で「green juice」と「hepatic dysfunction」ではヒット数 12 件です。いずれにしても報告数が少なく、学会発表の価値はありそうです。

通常、文献検索すると、医学中央雑誌の方が PubMed よりヒット数は少ないのですが、時には日本国内の報告はやたら多く、英語での報告が少ない症例もあります。この場合「医学中央雑誌のヒット数＞ PubMed のヒット数」となりますので、ご注意を。

3）例 3．70 歳の悪性リンパ腫による腸重積の症例を調べる

医学中央雑誌で検索すると「悪性リンパ腫」と「腸重積」の 2 つのキーワードでヒット数 834 件、そのうち本文があるのが 255 件となります。医学中央雑誌の「更に絞り込む」機能を使って高齢者の「65 歳～」をチェックして絞り込むとヒット数 239 件、そのうち本文があるのが 63 件になります。結構、学会発表はされているようです。

ではこれを、PubMed で検索してみましょう。

「malignant lymphoma」と「invagination」で検索すると、わずかヒット数 139 件（図 6）、filters を用いて 65 歳以上に絞ると 20 件のみ

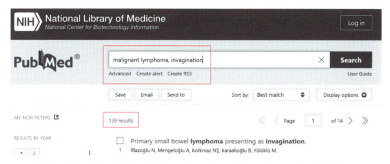

図 6．PubMed 上での「malignant lymphoma」と「invagination」の検索

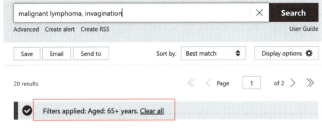

図7．PubMed 上での「malignant lymphoma」と「invagination」の検索（65歳以上に絞った場合）

となります（図7）。

一方、「invagination」ではなく「intussusception」を使うとどうでしょう。ヒット数464件、filtersを用いて65歳以上に絞ると59件となり、「invagination」で調べたヒット数より多くなります。「invagination」が MeSH 語でないため、このようなことが起こります。

また、医中誌 Web 及び PubMed ともに、「AND」だけではなく、「OR」「NOT」を使った文献検索が可能です。PubMed ではさらに "(A OR B) AND (C OR D)" のように、「（ ）」を用いてより高度な絞り込み検索を行うこともできます。(malignant lymphoma) AND (invagination OR intussusception) の検索式にするとヒット数519件、filtersを用いて65歳以上に絞ると69件となり（図8）、さらにヒット数が多くなります。

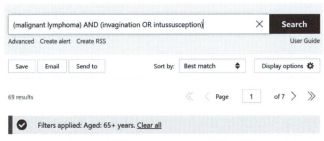

図8．PubMed 上での「malignant lymphoma」と「invagination」または「intussusception」の検索（65歳以上に絞った場合）

MeSH語だけを用いて内容に関することだけに絞り込む場合、(malignant lymphoma [mh]) AND (invagination [mh] OR intussusception [mh]) の検索式となります (**注1**)。この検索では、ヒット数254件、65歳以上に絞ると29件となります (**図9**)。〔MeSHについてはコラムを参照 (→ P.61)〕。

注1：invagination [mh] はそもそも MeSH 語ではないので、invagination [mh] だけで検索するとヒット数0になります。

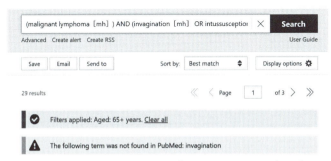

図9． PubMed 上での MeSH 語だけを用いた「malignant lymphoma」と「invagination」または「intussusception」の検索 (65歳以上に絞った場合)

この例のように、「日本語では報告数が多いが英語では少ない」ということもあるので注意が必要です。この症例では、学会発表は数多くされているようなので、改めて学会発表する価値は低そうだと判断します。また、同じような意味でも使用する検索ワードによって、ヒットする文献数が大きく違うのがわかります。

もし使用できる環境であれば、PubMed より MEDLINE (EBSCO) の方が便利に検索できます (**図10**)。

第 2 章　学会発表・論文にできる症例の見つけ方

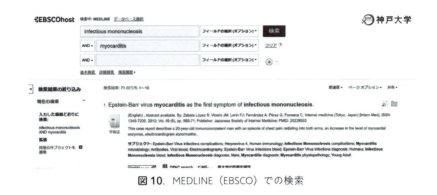

図 10．MEDLINE（EBSCO）での検索

　MEDLINE（EBSCO）の方が、雑誌名や論文タイトル名を排除してMeSHの内容のみ拾い上げてくれます。また何よりソートのデフォルトが年代順ではなく、キーワードと関連度の高い論文から提示されます。

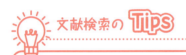
文献検索の Tips

- PubMed でのヒット件数 100 くらいまでが発表の価値判断の一つの指標。さらに、論文化まで持って行ける可能性あり。

.... コラム ....

MeSH（Medical Subject Headings）について

　MeSH とは MEDLINE で採用しているシソーラスです。シソーラスというのはデータベース検索のための用語集です。いろいろな言い方で表現される事柄を、一つの言葉に置き換えるための辞書の役割を持ちます。MEDLINE に収載されている文献には、その内容を表す MeSH 語がつけられています。PubMed には MeSH がつけられていない文献も一部あります。

検索式編集の規則

　項目を指定して検索する時は、キーワードの後に項目名を表す「タグ」を角括弧［　］の中に入れた形の式を作ります。

例）hepatitis［ta］雑誌名が hepatitis のもの（ta ＝雑誌タイトル）
　　hepatitis［mh］：内容が hepatitis に関するもの（mh ＝ MeSH）
　　hepatitis［ti］：論文タイトルに hepatitis が入っているもの
　　　　　　　　　　　（ti ＝論文タイトル）
　　japanese［la］：言語が日本語のもの（la ＝言語）

第3章

学会発表に向けて

3-1

学会発表ができそうと思ったらすること

　学会発表ができそうと思ったら、学術的に耐えうる内容でないといけません。診断基準がある疾患は、診断基準に合致するための症状や検査を確認する必要があります。また、除外診断が必要な疾患はその除外を客観的に行うことが必要です。診断基準がないような疾患はその補助となる検査をできるだけ行い、確からしさを客観的に補強します。このような作業で、学術的に耐えるようにします。具体例を次に示します。

1）学術的に耐えうる内容にする

〈症例 1〉アロプリノール内服中の 60 歳代の発熱と皮疹

　　2 ヵ月前からアロプリノール内服中の 60 歳代男性が、発熱、多形紅斑型の皮疹で受診しました。このような患者が入院し、薬剤性過敏症症候群（drug-induced hypersensitivity syndrome：DIHS）を疑う場合、厚生労働省が 2005 年に出している「重篤副作用疾患別対応マニュアル」の、DIHS の診断基準が参考になります。

　　概念は「高熱と臓器障害を伴う薬疹で、薬剤中止後も遷延化する。多くの場合、発症後 2〜3 週間後に HHV-6 の再活性化を生じる」というものです。

また、主要所見は、

1．限られた薬剤投与後に遅発性に生じ、急速に拡大する紅斑。しばしば紅皮症に移行する
2．原因薬剤中止後も 2 週間以上遷延する
3．38℃以上の発熱
4．肝機能障害
5．血液学的異常：a、b、c のうち一つ以上
　　a．白血球増多（11,000/μL 以上）、b．異型リンパ球の出現（5％以上）、c．好酸球増多（1,500/μL 以上）
6．リンパ節腫脹
7．HHV-6 の再活性化

から診断基準は構成されています。表在リンパ節腫脹について、十分評価していなければ、再度診察して、表在リンパ節の腫脹の有無を確認することが必要です。また HHV-6 の再活性化の確認が必須のため、HHV-6 の DNA の定量ないしペア血清での HHV-6 IgG 抗体の 4 倍以上の上昇の測定が必要になります。1 ～ 5 のすべてを満たして、7．HHV-6 の再活性化を確認できないものは非典型 DIHS となります。

〈症例 2 〉70 歳代の発熱と皮疹、多関節痛、フェリチン高値

　70 歳代の高齢者の発熱で、フェリチン異常高値、多関節痛、咽頭痛、脾腫等がある場合、成人スティル病を考慮します。成人スティル病では、山口らの分類基準[1] に照らして、大項目① 39℃以上、1 週間以上続く発熱、② 2 週間以上続く関節症状、③定型的皮疹、④ 80％以上の好中球増加を伴う白血球増加（10,000/μL以上）と小項目①咽頭痛、②リンパ節腫脹あるいは脾腫、③肝機能異常、④リウマトイド因子陰性及び抗核抗体陰性から診断しますが、感染症、悪性腫瘍、膠原病の除外が必要です。腫瘍随伴症候群として、高齢者では、上部及び下部消化管内視鏡、胸腹部 CT、

第3章　学会発表に向けて

甲状腺エコー等の検査で悪性腫瘍を除外する必要があります。このことは診断をより強固なものにするためであり、悪性腫瘍という患者にとって致命的な鑑別を除外するためでもあります。

〈症例3〉60歳代の発熱と四肢の筋痛、四肢末梢の浮腫

50歳以上の急性発症で、四肢の筋痛とともに四肢末梢の圧痕性浮腫、リウマチ因子陰性等の所見を示す、RS3PE症候群（remitting seronegative symmetrical synovitis with pitting edema）では、診断基準が確立されていません。このような場合、関与を示す報告のあるHLA（Human leukocyte antigen）-B7、HLA-CW7、HLA-DQW2等の有無、血管新生作用や血管透過性作用を持ち、滑膜炎や浮腫に寄与する可能性が注目されている血管内皮細胞増殖因子（vascular endothelial growth factor：VEGF）、滑膜に炎症を来たすためRS3PE症候群で高値を示す血清matrix metalloproteinase 3（MMP-3）等を測定し、補助診断として、よりその疾患らしさを補強することが望ましいです（**注1**）。

注1：MMP-3は、関節滑膜細胞、軟骨細胞、線維芽細胞等から産生される蛋白分解酵素。

臨床推論の勉強会等では、病歴と身体所見から、不要な検査をなるべく排除し、より確率の高い検査に絞って検査して、診断することが美徳とされる傾向があります。しかし、学術的に耐えうる診断をするには、多少過剰でも検査を行い、十分にその疾患の可能性を高くし、除外すべき疾患の確率をより低くしておくことが必要とされます。薬剤性が疑われれば、重篤でない限り、患者の同意のもと、被疑薬の再投与を行うことも科学的妥当性を上げるために必要なこともあります（ただし、本当に重篤なStevens-Johnson症候群型薬疹や、アナフィラキシーショックを来たしうる薬剤については絶対に避けてください！）。

重要なのは、学術的に耐えうる内容にすることです。根本から反論されるような内容では、学会発表に難渋します。2-1（→ P.38）でも述べたように、学会の総会や地方会が近いので何か発表できる症例がないかと、抄録締め切り日の間近に、発表できそうな症例を詮索するような感じでは、発表に耐えがたくなる可能性が大です。カルテ記載が不十分、必要な症候や身体所見、鑑別や確定診断／除外診断に必要な検査の漏れは、学会発表においてはマイナスポイントです。まして や論文作成時の大きな障壁となり得ます。

2）患者とその家族への説明

　また、学会発表に際しては必須ではありませんが、あらかじめ患者やその家族に学会発表で使用する旨を伝えておきましょう。くれぐれも敬意を欠く「面白い症例・経過なので発表します」ということのないように。「今回の経過は比較的稀な経過であり、共有することで医学の発展に寄与します。同様にお困りの他の患者さんの診療にも役立ちます」ということを説明しておきましょう。特に、顔や個人が特定できるような写真を使用する時は、患者・家族への説明と同意は必須です。論文作成における、同意書の取得方法と考え方については、後で詳しく解説します（→ P.151）。

学会発表できそうと思った時にするTips

- 学術的に耐えうる内容とするため、科学的妥当性を上げるために必要な検査は多少過剰でも行う。
- あらかじめ患者やその家族に学会発表で使用する旨を伝える。

3-2

学会発表の準備、発表の持って行き方

　学会発表の主な意義として、自分自身の研鑽や業績のためという側面はもちろんあります。また、学会発表の抄録や論文発表を通じて、きちんと記録を残せば、自分の知らないところで、沢山の人が見てくれ、沢山の人の日々の診療に役立ちます！！　詳しくは、3-3（→ P.71）で改めて述べます。

　学会発表はいい加減な感じでするのではなく、聴衆やこれから同じような症例に遭遇するであろう医療者、同様のことで苦しんでいる患者に向けて、十分な準備と検索をして行う必要があります。先述の3-1（→ P.64）のように、学術的に耐えうる内容でないといけません。後からこの症例を学会発表しようと思っても、診断のための検査や治療選択で漏れが生じては、発表の価値が下がります。特に「診断に有効であった」という発表では、除外診断や確定診断に必要な検査が十分なされていることが重要となります（検査過多になり得ますが、発表を前提なら致し方なし）。学会発表できそうな症例を経験し、実際に抄録を書くのは、目標とする学会がいつあるかで変わってきます。平行しながら抄録を書くこともあれば、1年くらい経ってから書くこともあります。

1）臨床的メッセージについて

　では、症例報告で学会発表できそうな症例とは何か？　稀な症例が良いのか？　もちろん稀であったり、学術的な新規性があったりするに越したことはありません。しかし、診断に難渋した例やピットフォールに陥った例、失敗から学ぶ症例等も学会発表になり得ます。1-2（→ P.6）でも書きましたが、ただ単に稀な症例や、稀な症例同士が2つ組み合わさることを学会に参加の聴衆が聞いても、明日からの診療には活きません（もちろん勉強熱心な先生はこんな症例があるのかと、新しく知識を得ることになるかもしれませんが）。同様に、診断に難渋した例、ピットフォールに陥った症例等もただ単にその話題だけでは明日からの診療には活きません。症例報告の学会発表では、稀さの強調に重点を置くのではなく、日常診療への有用性・日常診療で一般化できる臨床的メッセージが示せる工夫をしてください。重要なのは、臨床的メッセージがしっかりあることです。

2）一般化できる臨床メッセージを示す

　本来重症化する可能性のある疾患経過で、疾患自体が重症で「難渋した」症例は、発表の価値はありません。一方で、非典型所見（新規性）があり「難渋した」ならば非常に価値が高いです。この場合「ここを見落とした」「ここはもっと早く手を打つべきだった」「この検査を前もってしていれば」等、臨床にフィードバックできる「無理矢理新規」や「無理矢理臨床有用性」を前面に出すことが重要です。「○病について、今回こんな工夫をしたから知恵を共有したい」「○病は稀な疾患だが、近縁疾患にはコモンな△病がある。○病で得た今回の知見は△病の診断や治療への重要な示唆になる」「○病は PubMed でひっかからないが、未報告例が多いと予測される。今回の発表は未報告○病への布石となりうる」等、「臨床的有用性」へと話を持って行き一般化します。

次の 3-3 より、具体的に学会発表までの流れと、準備の実際を例に挙げながら示していきます。

 学会発表の持って行き方の Tips

- ただ単に稀であったり、学術的な新規性があったりすることだけにとらわれない。
- 重要なのは、日常診療への有用性・日常診療で一般化できる臨床的メッセージを示すこと。

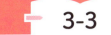

学会発表までの流れ

1）余裕を持って、文献的考察を深める

表1は、第1章の**表2**（→ P.7）と同様ですが、大事なので、再度、こちらに書きます。

表1．学会発表までの流れ（逆算）

学会発表までにすること	n月n日の学会発表に向けた締め切り
予演会を踏まえての修正	発表の1週前
予演会	発表の2〜4週前
指導医へ相談	発表の5週前
発表スライド作成開始	発表の6〜8週前から作り始める
抄録作成開始	学会の演題登録締め切りの4週前くらい
文献的考察	個々の症例の診療の質を高めるために、症例に遭遇するたびに随時行う。抄録作成段階では必ず文献に目を通す

抄録提出先の学会が決まってからの、逆算した大まかな流れでは、抄録作成開始は、学会の演題登録締め切り日の4週前くらいが目安です。何度か指導医とやりとりをして文献的考察を深めましょう！

また、指導医に突然、該当症例で初めて「この学会向けに抄録を書

こう！ 締め切りまで 10 日」と言われることがあるかもしれません（指導医は、十分な準備期間と考察を練る時間があるよう、配慮したいものですが）。ある程度、発表に耐えうる症例ならば、せっかくの発表のチャンスなので「できません」と断ることはできるだけ避けましょう。ただその場合は、指導医に抄録作成のかなりの部分を手伝ってもらいましょう。

2）学会発表は計画的に

　発表スライド作成は、文献的考察を十分行った抄録の完成・演題登録の完了直後から始めるのが望ましいですが、発表まで時間があるようなら、概ね発表の 6 〜 8 週前から作り始めます。スライドの内容、考察の方向性等を指導医と何度もやりとりをして、ある程度形になった状態で、発表の 2 〜 4 週前に予演会を行ってください。予演会での指摘事項で修正を行い、スライドの見栄えの微調整を行います。想定質問への対応の準備も忘れずに。最後にひたすらプレゼンテーションの練習をします。そして、学会発表の場は自身の晴れ舞台です。当日は、心と時間に余裕を持って対応しましょう！

学会発表までの流れの Tips

- 学会の演題登録締め切り直前の、場当たり的な抄録作成は避ける。抄録作成段階で必ず文献に目を通し、文献的考察を練る。
- 学会発表は計画的に余裕を持って準備をする。

3-4

抄録の書き方について

　実際の抄録の添削過程を示していきます。初めての学会発表の初期研修医の抄録です。

1）抄録例①

> 関根浩史，他．著明な MMP-3 高値を呈した胃癌合併 RS3PE 症候群の 1 例．第 229 回日本内科学会近畿地方会，大阪，2020 年 9 月 26 日．

《修正前》
〈演題名〉
RS3PE 症候群に胃体部癌を合併した 1 例

〈症例〉
慢性腎不全，高血圧，腰部脊柱管狭窄症で近医通院中の 83 歳男性．

〈主訴〉
四肢浮腫，倦怠感．

〈現病歴〉
慢性腎不全，高血圧，腰部脊柱管狭窄症で近医通院中．来院 10 年前の時点で Cr1.5 程度だったが，腎機能は徐々に悪化し来院 4 年前より

クレメジンを開始した．来院1年前に血清 Alb 低下と貧血進行を認めた．来院1ヵ月前には四肢の浮腫を認めた．腎不全以外の要因がないか検査目的に当院紹介受診となった．

〈来院後経過〉
来院当初から手背，下腿の浮腫あり，心機能，肝機能，尿蛋白，甲状腺機能に異常を認めず，腎機能低下も増悪を認めず，CT で胸腹水や皮下浮腫を認めないことから RS3PE 症候群が考慮された．診断的治療目的に PSL15 mg/ 日から開始した．来院1ヵ月後，PSL 著効し疼痛と手背浮腫は改善し，下腿浮腫は遷延した．RS3PE 症候群の基礎疾患として悪性腫瘍，代表的なものとしては胃癌が考慮され，上部消化管内視鏡検査の結果，来院2ヵ月後に4型進行胃癌の診断となった．

〈考察〉
MMP-3 は過剰発現により癌細胞の浸潤転移に影響する．本患者では MMP-3 が来院時 1476.1 と異常高値を認めたため，癌のスクリーニングは有用であったと考える．本患者では発見時既に癌が進行しており予後改善効果には乏しかったが，スクリーニングの時期が早期であるほど予後改善効果は期待できると考える．

　まず、〈主訴〉〈現病歴〉〈来院後経過〉について解説します。

　学会抄録の大原則として、入院サマリーや研修医レポートとは異なり、厳然たる字数制限があります。論文作成においても同様ですが、必要なことは盛り込みつつ、不要なところはどんどん削除する必要があります。

〈症例〉

　慢性腎不全，高血圧，腰部脊柱管狭窄症で近医通院中の 83 歳男性.

「83 歳男性」だけよりは、患者のイメージがつきやすく、患者プロファイルとして悪くないと思います。ただ抄録は字数制限があり、文

字数を考慮する必要があります。現病歴の中で「慢性腎不全，高血圧，腰部脊柱管狭窄症で近医通院中」とかぶっています。主訴が四肢浮腫、全身倦怠感であり、慢性腎不全のくだりは現病歴の中に入れた方が良いでしょう。【既往歴】として高血圧、腰部脊柱管狭窄症を入れるかどうかですが、文字数によりけりで、今回、学会発表で提示したい内容と直接的に関係ない時は省くことも可です。

〈主訴〉

四肢浮腫，倦怠感.

「患者が何に困って受診したか？」というとても重要な部分です。必ず記載しましょう。本人の症状がなく、健診異常や他院からの原因検索目的（例：高 CRP 血症、腫瘍マーカー高値）での紹介は「〈主訴〉肝機能障害」ではなく、「〈受診理由〉肝機能障害」となりますので区別しましょう。

〈現病歴〉

慢性腎不全，高血圧，腰部脊柱管狭窄症で近医通院中で，来院 10 年前の時点で Cr1.5 程度だったが，腎機能は徐々に悪化し来院 4 年前よりクレメジンを開始した．来院 1 年前に血清 Alb 低下と貧血進行を認めた．来院 1 ヵ月前には四肢の浮腫を認めた．腎不全以外の要因がないか検査目的に当院紹介受診となった．

起点を明確にして記載しましょう。通常、初診日や入院日を起点とすることが多いです。それから計算して○年前、○日前、○時間前という記載になります。ちなみによく間違われるのが、○週前を○週間前という使い方です。間は不要です。○週間前と誤りを見受ける抄録がしばしばあるので注意してください。

4 年前から腎機能は徐々に悪化していますが、基本的には Remitting

Seronegative Symmetrical Synovitis with Pitting Edema（RS3PE 症候群）の話なので、あまりさかのぼらず、緩徐な腎機能悪化があったが血清 Cr 値は 1 年前と不変であったことが重要です。また、RS3PE 症候群の話ですので、現病歴において、いつから関節痛や浮腫の出現・増悪があったかが重要です。実際には「1 ヵ月前より急性発症の手背浮腫と両肩関節痛、2 週前より足背浮腫及び全身倦怠感」を認めていました。ここの RS3PE 症候群を示唆する所見が現病歴で欠落しているのは致命的です。

　文字数はかさみますが、Cr 1.5 は Cr 1.5 mg/dL としっかり単位を記載します。一般的には検査項目と数値、単位の間は各々スペースを空けた方が良いですが、学会によって各々基準や取り決めがあります。

　クレメジン®は商品名のため、入れるなら商標®が必要です。抄録や学会発表、論文では、一般名で記載するのが基本です。クレメジン®は薬品の書籍により一般名が微妙に異なりますが、球形吸着炭あたりが無難な名称です。そもそも腎機能のくだりは本症例では本論でないので、クレメジン®投与の有無は RS3PE 症候群と全く関係なく不要です。

　学会抄録でも、研修医レポートや認定試験のレポートでも「てにをは」の欠如がよく見られます。日本語として明らかな間違いです。本文中にはないですが、同様によくある間違いに「近医紹介した」というのがあります。「近医」は学会用語・抄録用語として容認されます。ただし、カルテ記載では、明確に○○医院、△△クリニックと固有名称を記すようにしましょう。「てにをは」の原則からは「近医へ紹介した」というのが正しい日本語です。

　医学用語の正しい使い方という点においては「食思不振」「呼吸苦」「嘔気」等は、商業誌はもとより、学会誌でも頻繁に間違って使用される用語です。それぞれ「食欲低下」「呼吸困難」「悪心」が正しい医

3-4. 抄録の書き方について

学用語です。普段の会話の用語ならまだしも、学会に提出し、データ
ベースとして残る抄録です。正しい医学用語を記載するよう心がけま
しょう。『日本医学会医学用語辞典』(Web 版あり)、各学会が出して
いる「用語辞典」や「主な検査項目の表記」を参考にしてください。

表2. よく間違えられる医学用語と非学術用語

口語で非学術用語	医学用語
入院となった	入院した
外来受診となった	外来受診した
救急搬送となった	救急搬送された
治療するも改善しなかった	治療を行ったが改善しなかった
食上げ	食形態を段階的に上げていく
呼吸苦	呼吸困難
嘔気	悪心
のど	咽頭
食思不振	食欲低下
胃部	心窩部
下血と血便	黒色便と鮮血
酸素〇 L	酸素〇 L/ 分
胸部レントゲン	胸部 X 線
胸部 X 線での下葉	下肺野
ワイセ (WBC)	白血球、ダブルビーシー
ハーベー (Hb)	ヘモグロビン、エイチ・ビー

※下血(黒色便)と血便(赤色便)はともに医学用語です。

見坂恒明. 即役立つ! 絶対身につけたい効果的な症例プレゼンテーションの仕方とそ
の応用. 金芳堂. 2024. pp75 より引用

　「検査目的に当院紹介受診となった」部分について、カルテ記載は、
Problem Oriented Medical Record:問題志向型診療記録の「SOAP」
に情報を分類して記載するのが原則なのは皆さん知っていますよね。
S に該当する病歴部分は、主語が患者であることが原則です。患者を

第 3 章　学会発表に向けて

主語として「検査目的に当院へ紹介され受診した」等がしっくりします。

〈来院後経過〉

来院当初から手背，下腿の浮腫あり，心機能，肝機能，尿蛋白，甲状腺機能に異常を認めず，腎機能低下も増悪を認めず，CT で胸腹水や皮下浮腫を認めないことから RS3PE 症候群が考慮された．診断的治療目的に PSL 15 mg/日から開始した．

　外来診療で行った診断で、除外診断の過程を提示しています。診断基準が除外診断を含むような場合には有用ですが、抄録の文字数にも注意を払い、除外のための言及が過剰になり過ぎないことが重要です。逆に病理診断や培養検査等で診断がつくものでは、余計な除外診断のための臨床推論過程は不要です。また診断基準がある場合はそれに合致する項目を入れ込んでいくのが良いでしょう。

　RS3PE 症候群は絶対的な診断基準はありませんが、Olivé の診断基準[2] が用いられることが多く、①急性発症の両側左右対称性の多関節炎、②両側手背に強い圧痕性浮腫、③ 50 歳以上、④リウマトイド因子陰性のすべてを満たすことが条件で、ステロイドへの治療反応性が良好なことで、診断を確定します。本症例の特徴である四肢末梢の対称性の圧痕性浮腫は、屈筋腱や伸筋腱の腱鞘滑膜炎に由来すると考えられています。血管新生作用や血管透過性作用を持つ血管内皮細胞増殖因子（vascular endothelial growth factor：VEGF）が、滑膜炎や浮腫に寄与する可能性が注目されて、補助診断として用いられることが多いです[3]。

　そのため「肝・心機能，尿蛋白，貧血，甲状腺機能は浮腫を来たす程度の異常は認めず，血清 Cr 値は 1 年前と不変であった」ということは除外診断に必要ですし「急性発症の両肩から上腕にかけての疼痛に加え，四肢の圧痕性浮腫，年齢，リウマチ因子陰性，VEGF 105 pg/mL であり，RS3PE 症候群と診断した．プレドニゾロン 15 mg/日投与で，疼痛と手背浮腫は著明に改善した」というのは、RS3PE 症候群の診断の確からしさを増すために、重要な記載です。これを見たら、RS3PE 症候群という疾患を知っている人なら「ふむふむ、そうですね。診断は間違いないですね」と納得できます。文字数制限のある抄録では、診断基準をすべて明確に提示する必要はありませんが、少なくとも診断の根拠になる陽性ないし陰性の症状・所見や診断根拠を、抄録に入れ込みましょう。

> 来院 1 ヵ月後，PSL 著効し疼痛と手背浮腫は改善し，下腿浮腫は遷延した．RS3PE 症候群の基礎疾患として悪性腫瘍，代表的なものとしては胃癌が考慮され，上部消化管内視鏡検査の結果，来院 2 ヵ月後に 4 型進行胃癌の診断となった．

　血清 MMP-3 も滑膜炎の所見として、RS3PE 症候群の補助診断によく使用されます。血清 MMP-3 の著明高値は本症例の考察のキモです。血清 MMP-3 1,476 ng/mL は、考察部分でいきなり出てくるのではなく、現病歴や経過の中で必ず出てくる必要があります。悪性腫瘍の検索では、腫瘍の病期分類は文字数が許容すれば入れたいところです。とりわけ、比較的急な経過をたどった症例ですので、経過は、診断だけでなく、その後の治療や経過もある程度抄録に入れましょう。

　本文では出てきませんが、よくある違和感のあるものとして、「近医へ紹介した」で終わっている抄録や学会発表があります。「近医へ紹介した」というのは、確かに自分は見ていませんが、患者本人の経過の観点からは誰が見たというのは二の次の話です。「原因不明の発熱で循環器科からコンサルトされ、感染性心内膜炎と診断した。感染症科に相談の上、抗菌薬は A と B を使用し、心臓血管外科に転科し準緊急で、弁置換術を施行した」のような、何科、何科としつこい文章や、転科するまでで終わり、あるいは転院した後の経過を追ってい

ない学会発表が、時に見られます。

　大切なのは自分が見た経過だけではなく、その患者本人の全体的な経過です。責任転嫁のような文章ではなく、患者本位の経過や考察を心がけましょう。

　これは、診療科の縦割り教育の弊害と言えるでしょう。きちんとその症例の経過を追うことが必要です。論文や学会発表を見て、その後どうなったのか皆さんも知りたいでしょう。だから簡単でもいいので、その後のことも記載する必要があります。

> 　血清 MMP-3 1,476 ng/mL と著明高値で，悪性腫瘍の検索では，進行胃癌 cT3N2M0 cStage ⅢA を認めた．初診時 CT でリンパ節腫大はなかったが，1 ヵ月後の診断時に転移を認めた．初診から 2 ヵ月後に手術を行ったが，腹膜播種を認め根治切除不能と判断した．初診から 4 ヵ月後に永眠された．

　こんな形でまとめたらいいと思います。

《修正後》　抄録〈主訴〉〈現病歴〉〈来院後経過〉の部分
〈症例〉
83 歳，男性．

〈主訴〉
四肢浮腫，全身倦怠感．

〈現病歴〉
慢性腎不全に対し近医で通院加療中．緩徐な腎機能悪化があり，1 年前より血清 Alb 及び Hb の低下を認めていた．1 ヵ月前より急性発症の手背浮腫と両肩関節痛，2 週前より足背浮腫及び全身倦怠感を認め，原因検索目的に紹介受診した．

3-4. 抄録の書き方について

〈来院後経過〉

肝・心機能，尿蛋白，貧血，甲状腺機能は浮腫を来たす程度の異常は認めず，血清 Cr 値は 1 年前と不変であった．急性発症の両肩から上腕にかけての疼痛に加え，四肢の圧痕性浮腫，年齢，リウマチ因子陰性，VEGF 105 pg/mL であり，RS3PE 症候群と診断した．プレドニゾロン 15 mg/ 日投与で，疼痛と手背浮腫は著明に改善したが，下腿浮腫は遷延した．血清 MMP-3 1,476 ng/mL と著明高値で，悪性腫瘍の検索では，進行胃癌 cT3N2M0 cStage Ⅲ A を認めた．初診時 CT でリンパ節腫大はなかったが，1 ヵ月後の診断時に転移を認めた．初診から 2 ヵ月後に手術を行ったが，腹膜播種を認め根治切除不能と判断した．初診から 4 ヵ月後に永眠された．

次に、抄録のキモである〈考察〉部分の吟味・添削に移ります。

〈考察〉

MMP-3 は過剰発現により癌細胞の浸潤転移に影響する．本患者では MMP-3 が来院時 1,476 と異常高値を認めたため，癌のスクリーニングは有用であったと考える．本患者では発見時既に癌が進行しており予後改善効果には乏しかったが，スクリーニングの時期が早期であるほど予後改善効果は期待できると考える．

　考察では、この症例を通じて、文献的に有用な知見、臨床的メッセージを入れ込むことが重要です。文献的事項として、RS3PE 症候群の悪性腫瘍合併率が高いことが重要です。そのため、RS3PE 症候群と診断したら、悪性腫瘍のスクリーニングはすべきです。今回も RS3PE 症候群に胃癌が合併していました。また、本症例では、血清 MMP-3 1,476 ng/mL と著明な高値でしたが、ここの意味するところを考察として記載すべきです。MMP-3 は、乳癌・胃癌・大腸癌・肺癌・頭頸部癌等からも産生されることが知られています[4]。また、悪性腫瘍を合併する RS3PE 症候群では、悪性腫瘍を合併しない RS3PE 症候群より、MMP-3 値が有意に高いことが知られています[5]。〈考察〉

第3章　学会発表に向けて

ではこういった文献的考察事項をしっかり記載する必要があります。

　本症例では「RS3PE 症候群はただでさえ悪性腫瘍の合併が多い（31 ～ 54％）が、MMP-3 高値例では、さらに悪性腫瘍の合併が示唆されます。今回も型通り、悪性腫瘍の検索を行っていましたが、経過中にリンパ節転移や腹膜播種の所見が出現し、根治切除不能となりました。よって、MMP-3 高値の RS3PE 症候群では、通常より、より迅速に悪性腫瘍の検索をしましょう」ということを、臨床的メッセージとしました。

　学会の症例報告で大切なことは、症例の稀さを強調することではなく、一般化できる臨床的メッセージがあることです。
　以上を鑑みて、抄録の考察部分は以下のように修正しました。あくまでも考察の提示例です。

《修正後》　抄録〈考察〉の部分
RS3PE 症候群の悪性腫瘍合併率は 31 ～ 54％と高い．腫瘍随伴性 RS3PE 症候群はステロイドへの反応性が悪い一方で，腫瘍切除で改善しうる．また，滑膜の炎症を反映し，RS3PE 症候群では MMP-3 高値となるが，腫瘍合併例では癌細胞からの MMP-3 産生で非合併例より有意に高値となる．特に MMP-3 著明高値の RS3PE 症候群では，迅速な悪性腫瘍検索が必要である．

〈演題名〉

　RS3PE 症候群に胃体部癌を合併した 1 例

　演題名に関して、もともと「RS3PE 症候群に胃体部癌を合併した 1 例」でした。しかし、もう少し、演題名をみただけで本文の内容やメッセージがわかりやすいようにすべきでしょう。プレゼンテーションの基本的事項として、まず〈Opening Statement〉として、症例を簡潔

に 1 センテンスで述べる手法があります。劇のタイトルと同様、いかにこれで周囲を惹き付けるかという重要なワードです。演題名も同様で、これだけでどういった内容の抄録かをわかるようにする必要があります。ただし、学会の抄録ですので、遊び心やキャッチフレーズは一切なしです。

　本症例は「著明な MMP-3 高値を呈した胃癌合併 RS3PE 症候群の 1 例」ということにしました。

　MMP-3 は matrix metalloproteinase 3 の略語ですし、RS3PE 症候群は Remitting Seronegative Symmetrical Synovitis with Pitting Edema の略語ですが、抄録の文字数のことや、ある程度一般化された略語は使用可です。

〈抄録作成時、文献的考察をしっかり行う〉
　目的とする学会や指導医の考え方で、いろいろな考察の提示方法があると思います。大切なのは、文献をしっかり読み込んで、抄録作成時には文献的考察をしっかり記載しておくことです。
　また抄録の推敲に、指導医の手を煩わせるということも忘れず気に留めておいてください。
　学会の抄録締め切り日は決まっています（時に締め切り日が延びることもありますが、基本的にはあてにせず、当初の締め切り日までに抄録を投稿するのが原則）。事前にチェックを入れてもらうために、あらかじめ、指導医への抄録案の提出締め切り日を決めておきましょう。

　抄録本文の考察で「文献的考察を加えて報告する」等発表予告のような形を時折見受けますが、基本的に NG です。抄録作成段階で、「文献的考察を加えて報告する」と言っているのは「この段階で十分調べられていません。慌てて抄録を作りました」と恥をさらしているよう

第3章　学会発表に向けて

なものだと思ってください。抄録作成段階で、十分に文献的考察をするよう心がけてください。

〈抄録登録時の注意点〉

　学会発表は、個人自体が評価されるとともに、病院（診療科）を代表しての発表でもあります。抄録登録の段階で、指導医以外の関係する医師にも内容確認をしてもらいましょう！（だから抄録は早く仕上げましょう。）また、初めての学会発表では、抄録の登録方法もよくわからないかもしれません。指導医に1個1個確認してもらいながら、演題名、共同演者名及び共同演者の掲載順番、抄録本文の登録と、間違いのないように行っていきましょう。本文中に共同演者名と本文を一緒に入れてしまい、公式な抄録の演者が筆頭演者のみという笑えない事故に遭遇することが稀にあります。くれぐれも気をつけてください。抄録の登録が完了すると、登録完了のメールが来ると思います。多くの学会で登録後に、メールで抄録のイメージや内容の記載が来ます。指導医に登録完了のメールを見せて、内容に不備なくしっかり登録が完了したことを確認してもらいましょう。

　では、もう1例、実際の抄録の添削過程を示していきます。学会発表2回目の、後期研修医の抄録です。

2）抄録例②

> 清水健史，他．開口障害を来たした成人スティル病（AOSD）の1例．日本プライマリ・ケア連合学会第32回近畿地方会，京都，2018年12月2日．

3-4. 抄録の書き方について

《修正前》

〈演題名〉

発熱、顎関節痛を主訴に来院した成人スティル病の一例

〈症例〉

29歳男性

〈主訴〉

発熱，顎の痛み，肩関節痛

〈現病歴〉

2018年4月末から発熱，咽頭痛が出現，5月中旬までに一旦解熱したが，再度発熱が出現し5月25日に近医を受診．溶連菌迅速検査にて陽性．抗生剤療を1週間行ったが解熱せず、6月6日に血液検査で炎症反応の増悪あり，顎関節痛，肩関節痛が出現したため当院を紹介受診となった．

〈既往歴〉

特記することなし

〈薬剤使用歴〉

市販の感冒薬，サワシリン、ジェニナック

〈社会生活歴〉

喫煙なし，機会飲酒．職業は監視業務のアルバイト

〈臨床経過〉

熱型は日数回のスパイク熱を伴う弛張熱であった．身体所見では白苔を伴う扁桃腫大，関節の疼痛のため2横指の開口障害，右肩関節挙上制限，前胸部の掻痒感を伴う紅斑を認めた。血液検査では，WBC15100/μL，CRP11.21mg/dL，AST26IU/L，ALT55IU/L，LDH213IU/L，γ-GTP153IU/L，フェリチン861.7ng/mLと炎症反応上昇，肝酵素上昇，フェリチンの上昇あり，腹部エコーでは肝脾腫があった．血液培養は二度陰性であり，胸腹部CTでは明らかな悪性腫瘍の指摘なし，RF陰性，抗核抗体40倍で成人スティル病のYamagutiらによる診断基準を満たした．NSAIDsでは症状の改善なくPSLを開始

したところ，解熱，関節痛の改善を認めた．

〈考察〉
成人スティル病では顎関節炎がある頻度は少なく，3％程度と報告されている．本症例では成人スティル病の診断基準をすべて満たしたが，顎関節炎が生じる他の疾患との鑑別をする必要があった．

〈結語〉
顎関節炎を伴う成人スティル病の一例を経験した．

　まず、「、」と「，」、「。」と「．」が文章中に入り混じっています。日本語の学術論文や抄録では、「，」と「．」を使用することが圧倒的に多いですが、「、」と「。」を用いるか、「，」と「．」を用いるかは学会や学術誌による個別の判断です。少なくとも、どちらかに統一し、入り混じることのないように気をつけましょう。

〈症例〉

> 29歳男性

　どんな29歳男性でしょうか？ 〈既往歴〉特記することなし、と合わせて〈症例〉生来健康な29歳男性、とすれば、患者のイメージが湧きます。文字数制限のある抄録の中で〈既往歴〉特記することなし、の記載が不要となり、少し文字数を削れます。

〈主訴〉

> 発熱，顎の痛み，肩関節痛

　患者が一番困って受診したことについて、医学用語に置き換える必要があります。患者の発した、病状や経過を説明する具体的な言葉を医学的に分類し、より上位の概念に置き換え、普遍化した用語を

「semantic qualifier」と呼びます。患者情報と疾患概念を結びつけやすくする情報をとらえ直すことができます。例えば、「70 歳男性. 昨夜から急にみぞ落ちのあたりがずっと痛い」は「高齢男性の急性発症で持続する心窩部痛」と置き換えられます。カルテの記載自体も、主訴や病歴は患者の話し言葉ではなく、医学用語にきちんと置き換える必要があります。抄録や学会発表、論文においては、きちんと医学用語を使用するのは当然です。

　診療においては、あごが痛い、のどが痛いと患者は訴え、その部位がどこなのかをきちんと医学的に評価する必要があります。しかし抄録用語となると咽頭痛の部位は咽頭であり、顎関節痛は顎関節の痛みです。そのため、学会発表での質問で顎はどこの痛みだったんですか？　と質問するのはナンセンスですし「Killer sore throat―死を呼ぶのどの痛み―」ではないと暗に示していることになります。この点は、診察室や勉強会での「疼痛部位はどこかという臨床推論の考え方」と、学会での「すべてがはっきりして学術的に発表される抄録やスライド」の大きな違いです。時に指導医クラスでもその違いを認識していないことがあります。

　主訴はせいぜい 1 ～ 3 語です。この症例では複数の主訴となる症状がありましたが、本人が困っていたのが、発熱、咽頭痛、開口障害でしたので、これを主訴としました。「顎の痛み」はありましたが、むしろ「口が開かない」ことがつらかったようです。そのため、顎関節痛ではなく、開口障害を主訴としました。肩関節痛を入れるのも間違いではありませんが、本症例の方向性が、顎関節炎を主体とした考察のため、肩関節痛は省きました。

〈現病歴〉

　2018 年 4 月末から発熱，咽頭痛が出現，5 月中旬までに一旦解熱したが，再度発熱が出現し 5 月 25 日に近医を受診．溶連菌迅速検査に

第 3 章　学会発表に向けて

> て陽性．抗生剤治療を 1 週間行ったが解熱せず、6 月 6 日に血液検査
> で炎症反応の増悪あり，顎関節痛，肩関節痛が出現したため当院を紹
> 介受診となった．

　研修レポートやポートフォリオと異なり、患者同定につながり得る
具体的な日付は避ける必要があります。起点を明確にして記載します。

　「溶連菌迅速検査にて陽性」「炎症反応の増悪あり」等「てにをは」
の使い方が日本語として明らかに間違っています。先述のように「近
医を受診した」の「近医」は学会用語・抄録用語として容認されます。
ただし、カルテ記載では明確に○○医院、△△クリニックと固有名称
を記してください。2 つの医療機関をまたぐ時は A 診療所と B 病院
のように分けるのがわかりやすいです。

　「抗生剤治療を 1 週間行った」のは医療者目線です。現病歴では主
語は患者となります。ですので「抗菌薬で 1 週間治療された」という
のが正しい表現です。抗生剤も間違いではありませんが、昨今では「抗
菌薬」の呼称を用いることが多いです。

　関節痛はどの部位か、右か左か両方かという解剖学的部位を正確に
示す必要があります。また成人スティル病の症例提示ですので、皮疹
が出現していることも重要です。そういった重要な病歴は略さず、き
ちんと記載しましょう。

　「当院紹介受診となった」は学会発表や抄録でもしばしば見かける
間違いです。患者を主語とすれば「当院へ紹介され受診した」等がしっ
くりします。あるいは単に「当院を受診した」で良いです。他院がど
う対応して当院へ来たかは、この症例でそこが遅かったから予後に関
係した、というような内容の抄録なら必要かもしれませんね。そうで

88

ない場合は省略することも可能です。

スマートにすると、以下のような感じの現病歴となります。

> 入院約 2 ヵ月前，39℃の発熱を認めたが経過観察していた．約 2 週間の経過で解熱傾向となったが，再び発熱と咽頭痛，開口障害を自覚し，近医を受診した．溶連菌迅速検査陽性であり，抗菌薬で 1 週間治療された．改善に乏しく，抗菌薬を変更し，さらに 1 週間治療された．その後も発熱や開口障害は持続し，右肩関節痛や皮疹も出現したため，当院を受診した．

〈薬剤使用歴〉〈社会生活歴〉

> 〈薬剤使用歴〉市販の感冒薬，サワシリン、ジェニナック
> 〈社会生活歴〉喫煙なし，機会飲酒．職業は監視業務のアルバイト

　学会発表のスライドでは必要です。しかし文字数が制限される抄録では診断や治療について有用な陽性所見あるいは陰性所見を述べること以外において削除可能です。もし記載するとしたら、市販の感冒薬はできれば商品名ないし有効成分が知りたいところですし、サワシリン、ジェニナックは商品名ですので、アモキシシリン、ガレノキサシンという一般名での記載が必要です。なお、しいて商品名を使用する時はサワシリン®、ジェニナック®とします。

　学術的には、名詞だけの提示（体言止め）でも、しっかり「．」「。」をおくのが原則です。用語の使用に最も厳しい医師国家試験においても、臨床問題の症例提示では、名詞だけの提示（体言止め）でも、しっかり「．」「。」が打ってありますよね。ご確認を。

第 3 章　学会発表に向けて

〈臨床経過〉

熱型は日数回のスパイク熱を伴う弛張熱であった．身体所見では白苔を伴う扁桃腫大，関節の疼痛のため 2 横指の開口障害，右肩関節挙上制限，前胸部の掻痒感を伴う紅斑を認めた。血液検査では，WBC15100/μL, CRP11. 21 mg/dL, AST26IU/L, ALT55IU/L, LDH213IU/L, γ-GTP153IU/L, フェリチン 861.7ng/mL と炎症反応上昇，肝酵素上昇，フェリチンの上昇あり，腹部エコーでは肝脾腫があった．血液培養は二度陰性であり，胸腹部 CT では明らかな悪性腫瘍の指摘なし，RF 陰性，抗核抗体 40 倍で成人スティル病の Yamaguti らによる診断基準を満たした．NSAIDs では症状の改善なく PSL を開始したところ，解熱，関節痛の改善を認めた．

山口らの分類基準[6] が診断によく用いられます。

〈大項目〉
① 39℃以上の発熱が 1 週間以上持続、②関節痛が 2 週間以上持続、③定型的皮疹、④ 80％以上の好中球増加を伴う白血球増加（10000/μL 以上）
〈小項目〉
①咽頭痛、②リンパ節腫脹または脾腫、③肝機能異常、④リウマトイド因子陰性及び抗核抗体陰性

からなります。

　大項目 2 項目を含む 5 項目以上を満たすことで診断しますが、除外項目として、感染症、悪性腫瘍、膠原病があり、診断にはこれらを除外する必要があります。

　「Yamaguti」ではなく、もとの論文の山口先生の英名は「Yamaguchi」です。うっかりミスではありますが、名前の名称は重要です。4-13「論文の Accept 後の流れ」（→ P.272）で詳しく解説しますが、人名はとても重要です。間違いのないように。

成人スティル病の症例提示ですので、ある程度、分類基準に沿う所見を経過の中で記載する必要があります。血液検査項目は、重要な数値や症例提示のキーとなるものは、数値まで載せた方が良いですが、文字数制限のある抄録においては、文字数をひっ迫する要因となります。その数値自体が重要でなければ、白血球高値、肝機能障害、フェリチン高値の記載のみでも十分です。

文字数に余裕があれば、NSAIDs は非ステロイド性抗炎症薬、PSL はプレドニゾロンと記載した方が良いですし、NSAIDs も示すなら具体的な一般名が望まれます。また、読み手・聞き手側としては、ステロイドにおいては使用した用量は知りたいところですので、1 日使用量を 20 mg/ 日と記載するのが望ましいです。分割投与が重要な時は、朝◎ mg、昼○ mg、夕● mg までと記載するのが良いかもしれません。

以上より、こんな形で抄録の症例提示の部分を修正しています。

《修正後》〈症例〉〈主訴〉〈現病歴〉〈経過〉の部分
〈症例〉
生来健康な 29 歳男性.

〈主訴〉
発熱，咽頭痛，開口障害.

〈現病歴〉
入院約 2 ヵ月前，39℃の発熱を認めたが経過観察していた．約 2 週間の経過で解熱傾向となったが，再び発熱と咽頭痛，開口障害を自覚し，近医を受診した．溶連菌迅速検査陽性であり，抗菌薬で 1 週間治療された．改善に乏しく，抗菌薬を変更し，さらに 1 週間治療された．その後も発熱や開口障害は持続し，右肩関節痛や皮疹も出現したため，当院を受診した.

第 3 章　学会発表に向けて

〈経過〉

白血球高値や肝機能障害，フェリチン高値，軽度の脾腫と反応性リンパ節腫大を認めた．各種培養は陰性で，造影 CT や経胸壁心臓超音波検査でも異常所見を認めなかった．経過中にフェリチンは 4,000 ng/dL まで上昇し，サイトカイン測定では，IL-18 が 67,000 pg/mL（基準値 < 500）と著明な上昇を認め，感染を契機に発症した成人スティル病（AOSD）と診断した．プレドニゾロン 20 mg/ 日により速やかに症状は改善し，IL-18 も低下したため，最終診断した．

では、〈考察〉部分の吟味・添削に移ります。

〈考察〉

〈考察〉成人スティル病では顎関節炎がある頻度は少なく，３％程度と報告されている．本症例では成人スティル病の診断基準をすべて満たしたが，顎関節炎が生じる他の疾患との鑑別をする必要があった．

今回の臨床的メッセージは、成人スティル病で顎関節炎を伴い、それにより開口障害を来たしたということです。そのことを軸に考察を展開します。成人スティル病の関節症状は、膝、手、足等の各関節に多く、顎関節に起こる頻度は３％程度です[7]。一方、顎関節症として歯科受診する例も報告され、歯科領域での報告があります[8,9]。今回の抄録の発表はプライマリ・ケア領域での学会発表ですので、「成人スティル病で顎関節炎が起こり、プライマリ・ケア領域での外来受診をすることもありますよ」という臨床的メッセージです。

サイトカイン測定のことも触れていますが、本経過ではあくまでおまけの部分です。成人スティル病の病態の主軸が IL-18 の著明増加ですので、補助的に検査を行い、抄録で提示しています。

繰り返しますが、学会の症例報告で大切なことは、症例の稀さを強調することではなく、一般化できる臨床的メッセージがあることです。

なお、抄録の登録要項で〈結語〉の部分を要さない抄録であることを確認したため、〈結語〉の部分は省略しました。

以上を鑑みて、抄録の【考察】部分は以下のように修正しました。あくまでも考察の提示例です。

《修正後》〈考察〉の部分
AOSD の関節症状は，膝，手，足等の各関節に多い．顎関節に起こる頻度は３％と少なく，顎関節症として歯科受診する例も報告されている．本症例では AOSD の関節症状では稀な顎関節炎による開口障害を来たしていたが，経過とともに他関節にも炎症を認め，皮疹やフェリチン上昇に加え，サイトカイン測定が診断に有用であった．AOSD の早期診断は困難なことも多いが，除外診断を進めながら新たな症状・所見の出現に注意が必要である．

〈演題名〉

発熱、顎関節痛を主訴に来院した成人スティル病の一例

演題名に関して、繰り返しになりますが、演題名をみただけで本文の内容やメッセージがわかりやすいようにすべきでしょう。

演題名：発熱、顎関節痛を主訴に来院した成人スティル病の一例も悪くはないですが、患者の主訴として一番困って受診した理由が顎関節痛ではなく、開口障害です。

このため「開口障害を来たした成人スティル病（AOSD）の１例」としました。

なお「一例」は「１例」が好ましいです。「２例」「11 例」の報告をする時に、あまり「二例」「十一例」としないですよね。

第 3 章　学会発表に向けて

〈文字数制限に気をつける〉

　学会抄録は文字数の制限があります。

　〈考察〉以外と〈考察〉も加えた、全体の文字数を勘案する必要があります。

　〈考察〉内容を重視し、〈考察〉以外の内容を必要に応じて削除し、文字数の調整を行います。大切なのは〈考察〉部分では多少、文言を変えますが、伝えたいことはなるべくすべて残すということです。それに合わせて、残りの文字数を〈考察〉以外にあてがいます。そのため、〈考察〉以外を大きく削ることがよくあります。最初は〈考察〉以外を長めに記載しておいて、〈考察〉の内容を決めた後、〈考察〉以外を適宜削るのが良いと思います。

　発表学会ごとの抄録の文字数制限にもよりますが、概ね本文 600文字程度の抄録が多いと思います。本文 600 文字の場合〈考察〉部分が 200 ～ 250 文字程度、残りが〈考察〉以外というのがおおよその目安です。800 文字の抄録であれば、〈考察〉は 300 ～ 400 文字、〈考察〉以外が 400 ～ 500 文字程度となります。ただ、あくまでも目安であり、症例提示の内容によって、考察がさらに長くなったり、逆に症例の病歴や経過を長くしたりすることもあります。

〈抄録作成後、学会発表のスライド作成に着手する〉

　抄録作成の段階で、考察はしっかり文献を調べて、重点を置いて記載してください。

　公開されるという点において、極論的には、学会発表スライドより抄録の方がより重要です。抄録提出段階で、ある程度考察をしっかり練っておいてください。後日データベースで検索された場合にも役立つよう、抄録本文だけで今回の発表内容がわかるような記載をする必要があります。また、優秀演題候補となる発表も、基本的に抄録内容

をもとに決定されます。なお、考察に対応する文献をメモしておくと、スライド作成が効率良くできます。

抄録作成の Tips

- 極論的には、学会発表スライドやポスターより抄録の方がより重要。
- 抄録提出段階で、ある程度考察をしっかり練り、発表症例を通じた、文献的に有用な知見、臨床的メッセージを入れ込むことが重要。
- 抄録を作成したら、その流れで学会発表のスライド作成へ。

3-5

学会発表のスライド作成について

　抄録締め切り日同様に、学会発表日もほぼ決まっています。数日間の学会でもほぼそこが発表日ですし、1日だけの学会は必然的にその日が発表日です。発表日≒締め切り日がほぼ明確に決まっているので、それに合わせて発表スライドを作成していきます。

　発表スライド作成は、文献的考察を十分行った抄録の完成・演題登録の完了直後から始めるのが望ましいです。その方が、きちんと調べていて、考察をはじめとする内容がしっかり頭に入っているからです。そうはいっても「発表まで時間があるので、なかなかスライド作りに専念できません。他の業務が忙しいです」というのが、多くの人たちが思うところでしょう。

　1-2の**表2**（→ P.7）にも書きましたが、発表まで時間があるようなら、概ね発表の6～8週前から作り始めるのが目安です。スライドの内容、考察の方向性等を指導医と何度もやりとりをして、発表の2～4週前に予演会を行います。予演会での指摘事項で修正を行い、スライドの見せ方の微調整を行います。想定質問への対応の準備もしながら改めて文献を読み込みます。

　学会発表ですが、初心者の間は、デザインの占める割合が大きい

です（構成も重要ですが、構成は指導医によるところが大きいです）。さらに賞を狙うとなると、当日の発表そのものや質疑応答への対応が問われます。このあたりとなると、症例遭遇のラッキーや、座長や採点者との相性等も左右します。初心者の間はデザインをいかに型に沿って作ることができるかが重要です（**図1**）。

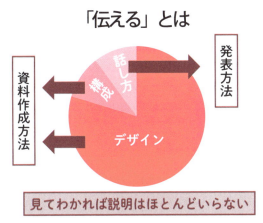

図1．学会発表で聴衆へ伝えるための方法の割合（私の主観）

　ここでは、スライド内容の基本的な事項と比較的容易できれいなスライドの見せ方を提示します。
　スライド作成自体はそれ専用の書籍もあり、さらなるテクニックを用いたきれいな見せ方を行いたい人はそちらを参考にしてください。

1）スライドのサイズ

　以前は4：3が主流でしたが、現在はほぼ16：9となっています。学会指定がある場合もありますので、それに準拠してください。

2）書体

　明朝体よりゴシック体が見やすいです（Macの場合はヒラギノ角

ゴ）。明朝体の特徴は、文字が細いことです。文字数が多い時に読みやすく有効です。ゴシック体の特徴は文字が太いことです。文字数がそれほど多くない時に有効です。学会発表のスライドは文字数を少なくし図表を多く使い、聴衆にわかりやすくすることが重要です。このため学会発表においては、文字が太いゴシック体の方が明朝体より有利に働きます。近年は游ゴシックがデフォルトになっていることが多いですが、ゴシック体なのに文字が細く、文字が太いというゴシック体の特徴を活かせていないため、個人的にはお勧めしません。また、英字・数字は Arial（または Calibri）を用いることが多いです。

3）スライド内の情報量

　スライド 1 枚の情報量は少ない方が良いです。文字が多い時は、強調する部分の色を変えたり、下線を使ったりします。

　文章が出てくると、聴衆は文章を目で追って、その間は演者の話をあまり聞きません（ただ、読む量が多いと疲れるので読まなくなります）。

　文字の大きさ、色調等で、より強調したい部分に配慮し、スライド 1 枚内のバランスを考慮しましょう。また、周囲の余白、全体の文字や図表の納まり、配置も揃えると良いでしょう。

4）スライド中の文字サイズと行数

　スライド中の文字サイズは 24 ポイント以上（26 〜 30 くらいで概ね 28 ポイントくらいが一般的）、スライド表題は 40 ポイント前後（36 〜 44）、1 枚のスライドの行数（スライド表題除く）は 8 〜 10 行（できるだけ 8 行以内）が一般的で見やすいです。それより多過ぎても見づらくなります。ただし、羅列する血液検査値は 20 ポイントくらいの文字サイズでも問題ありませんが、それより小さくなりすぎないように注意して下さい。

5）適切な行間の使用、改行部分への配慮

　なるべく単語の途中で改行とならないように配慮します。改行1つで読みやすさが大きく変わります。単語の途中で改行を入れてしまうと、とても読みにくくなります。文章を聴衆が読みやすい位置で改行するのは、箇条書きの基本です。言い回しを工夫することで改行位置を調節しましょう。

　「行間」は文字サイズの 0.5 ～ 0.7 倍、行送りなら 1.5 ～ 1.7 倍が基本です。おおよそ行間は 1.0 ～ 1.5 にします。

6）結語

　結語は 2 ～ 3 sentences で簡潔にまとめると良いでしょう。発表で一番伝えたいこと、臨床的メッセージを簡潔に記載します。この簡潔さが、聴衆に最も伝わります。

　スライド作成では Microsoft PowerPoint（パワーポイント）を使用する場合がほとんどだと思います。スライドマスターという機能があり、知っておくと便利です。文字の設定、スライドサイズの設定、文字の行間・位置・大きさも設定ができます。これで「Ctrl」＋「M」を押せば、この設定のスライドが追加されていきます。

7）スライドの構成

　慣れないうちは、まず紙にフリーハンドで長方形を枚数分書き、その中にそのスライドに書くべき内容のタイトルをつけてみると良いかもしれません。

　問題点に対する直接の事柄以外は、発表においては「余計な」情報になります。勉強した関連情報を言えば言うほど、非常にわかりにくい発表になります。言いたいことを一つに絞って「本当に言いたいこ

と」以外の情報にはあまり触れないようにしましょう。

　発表が終わった時、学会の聴衆が覚えているメッセージは「ない」か、あってもせいぜい「1つ」です。情報の垂れ流しは発表者の自己満足でしかありません。聴衆が「知りたい」と思うことをシンプルに伝えることが重要です。

　そのため、聴衆が誰かを把握し（どの学会？　どのセッション？）、聴衆が mixed population なら、その中のどのグループをターゲットにするか決めます。
　聴衆に、自然と疑問を持たせ（内容に関する臨床的・科学的な疑問）、その疑問を後で解決してあげる（あるいは疑問に対する演者の見解を伝える）ことで、その発表で伝えたいメッセージを伝えるというのが望ましい発表です。

　聴衆が受け身でなく、能動的に関わってくれれば理想的で、演者の見解と聴衆の見解に相違が生まれ、質疑応答につながればより良いものとなります。

　では、一般的なスライド構成は下記の通りです。

スライド1 :「タイトル」
　　題名、演者、所属

スライド2 :「COI 開示」

スライド3 :「緒言」
　　これまで知られている一般的な内容、提示する症例の概要

スライド4 :「症例」
　　患者背景（年齢、性別、職業等）、主訴、現病歴、Review of systems、既往歴、家族歴

スライド 5：「身体所見」

スライド 6：「検査所見／画像所見」

スライド 7：「経過」
　図表やグラフで示すとわかりやすい

スライド 8：「一般論」
　文献的な内容

スライド 9：「考察」
　発表する症例に関する考察

スライド 10：「結語」

スライド 11：「謝辞」
　共同演者以外の協力者がいれば

8）スライドの具体例

実際の学会発表で使用したスライドを提示します。

> 古結裕之，他．飲酒が契機となり乳酸アシドーシスを呈したテオフィリン中毒の 1 例．医学生・研修医・専攻医の日本内科学会ことはじめ 2024．2024 年 4 月 13 日

順次、スライドについて、一つ一つ解説していきます。

〈「タイトル」「COI 開示」「緒言」のスライド〉

（P.103 〜の図 2 〜 4 を参照）

学会発表で聴衆が興味を持つかどうかは、ほぼタイトルで決まりま

第 3 章　学会発表に向けて

す。抄録の時の演題名決めは重要です（発表時に急に変更できません）。あまり興味が湧かない演題名であれば、緒言で興味を惹くことが重要です。特に聞き慣れない症例提示をする時は緒言を置いた方が良いです。さらに緒言を置くことで、「これまでどういうことがわかっているが（known）、今回、こういった報告に値するので報告します（unknown）」という説明がしやすいです。緒言はまさに、研究論文や症例報告論文の Introduction に相当する部分です。積極的に用いましょう！

　学会発表では、最初の 1 分で聴衆の興味を惹かなければ、その後、聴衆は発表を聞きません。「タイトル」と「緒言」のスライド内容が極めて重要です。

　「極めて稀な○病を経験した」という、疾患の「稀有性」だけを前面に押し出していて、何が臨床的に有用なのかがわからない発表や、稀な疾患にもかかわらず緒言における説明もなく、すぐに症例経過の報告が始まり、考察の第 1 スライドでようやく「○病とは」という稀な疾患の説明を始める発表、そして、次のスライドが「これまでの○病の一覧」では、聞いている方は全く理解できません。「よくわからないけど、○病があることがわかってよかったね」となります。これでは最悪の発表で、聴衆へ向けた臨床的な有用性、メッセージが全くありません。

　利益相反（COI）開示は、それぞれの発表する学会のサイトに例が示されています。その内容を指定されたスライドを用いて示しましょう。COI の有無は学会のサイトに基準が示されています。COI があることが悪いことではないので、COI の有無は正しく明示してください。

3-5. 学会発表のスライド作成について

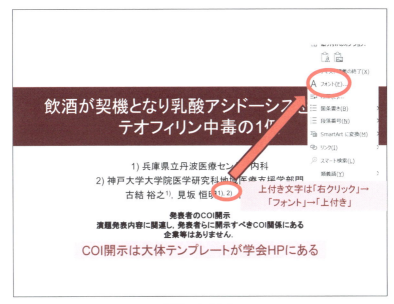

図2. タイトル

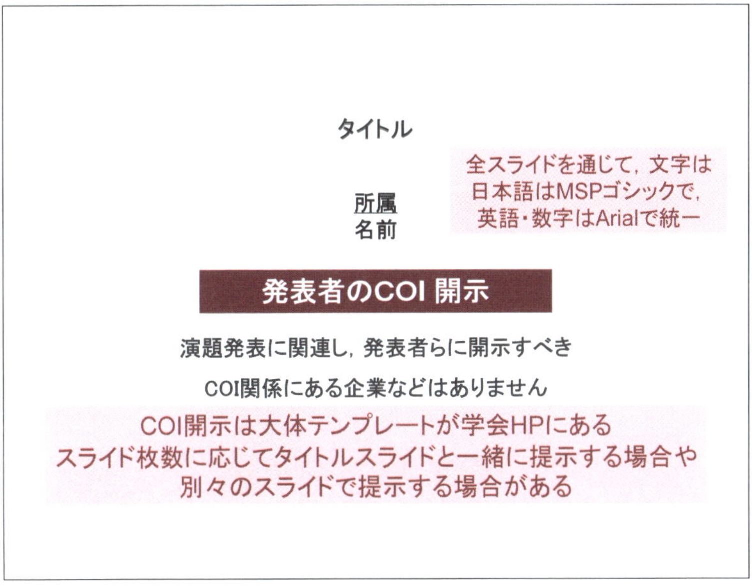

図3. COI 開示

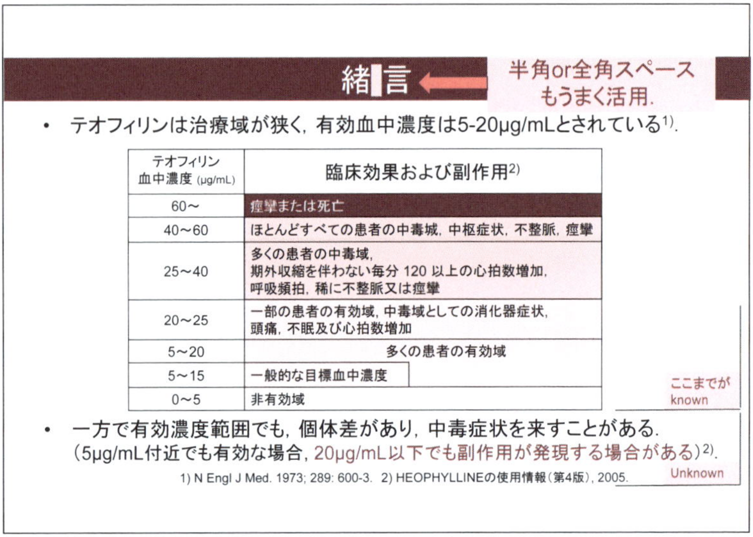

図4．緒言

〈「症例」のスライド〉

（P.105 ～の**図5～6**を参照）

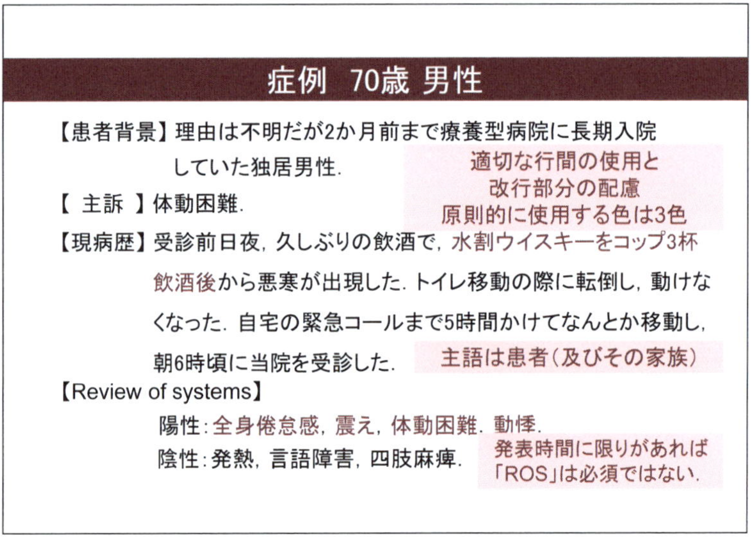

図5．症例提示（病歴，ROS）

患者背景（年齢、性別、職業等）、主訴、現病歴、Review of systems、既往歴、家族歴等を1〜数枚に分けて提示します。Review of systems は内容により省略することも可能です。

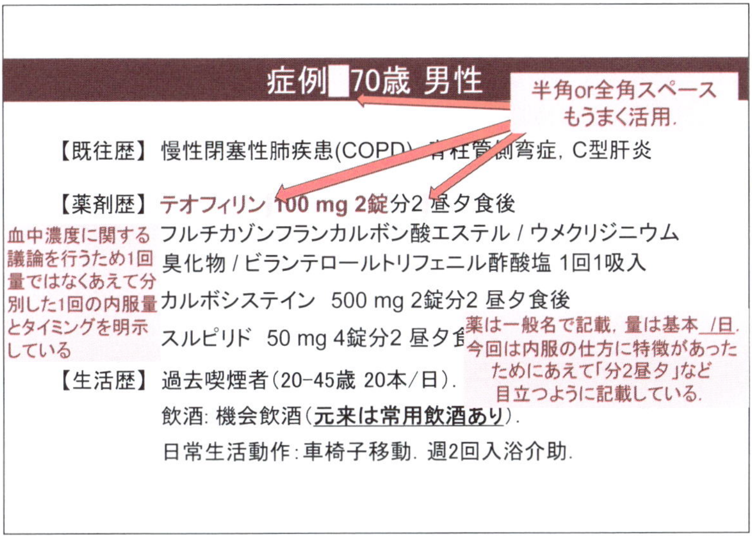

図6. 症例提示（既往歴・薬剤使用歴・社会生活歴）

〈「身体所見」のスライド〉

（図7を参照）

色を変えて強調するのはいいですが、項目が多過ぎると聴衆は疲れてフォローしなくなります。異常なしが多ければ「胸腹部に異常所見なし」のような記載も OK です。

身体所見を画像提示する場合は、何についての所見を述べたいのかを文字としても明示する必要があります。

また、どこの部位かわかりにくい部位はスライド内に部位を明示しましょう。

身体所見／一般検査所見

「，」「．」は色を変えない．

【Vital signs】心拍数：123回／分，血圧：113/83 mmHg，
呼吸数：25回／分，体温：37.0 ℃，SpO$_2$：93％（室内気）．

【身体所見】 体重40 kg，意識清明．アルコール臭なし．
頭頸部に特記すべき所見なし．
呼吸音：清，心音：整 副雑音なし．
脊柱側弯あり．振戦あり．

【胸部X線】 明らかな浸潤影なし．

【 心 電 図 】 心拍数：120回／分，洞性頻脈，QRS及びST-T変化なし．

色を変えて強調するのはいいが，項目が
多すぎると，聴衆は疲れてフォローしなくなる．

皮膚落屑

本当は各スライドごとにタイトルの
文字の大きさ・配置は合わせる．

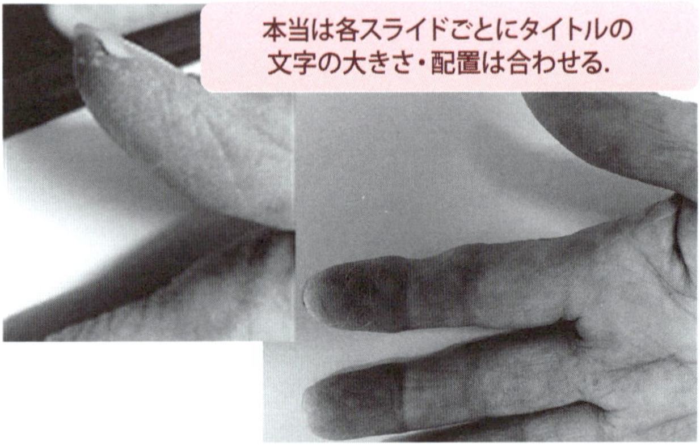

右手指 掌側

図7．身体所見

3-5. 学会発表のスライド作成について

〈「検査所見」のスライド〉

(図8を参照)

Excelを用いて、検査項目、数値、単位と分けるときれいにまとまります。単位を1つずつつけていくのは大変なので、指導医からテンプレートをもらいましょう。基本的に左揃えです。単位のチェックも忘れずに。

血液検査・尿検査

【血算】					
WBC	18,630 /μL	PT-INR			
RBC	589万 /μL	APTT	22.7 秒		2.7 mg/dL
Hb	15.9 g/dL	D-ダイマー <0.5 μg/mL		Mg	2.8 mg/dL
Plt	36.3万 /μL	【生化学】		CRP	0.2 mg/dL
		TP	8.0 g/dL	Glu	99 mg/dL
【血液ガス分析】		Alb	4.3 g/dL	NH3	31 μg/dL
pH	7.250	AST	53 U/L	ビタミンB₁	40.7 ng/mL
pCO2	42.9 mmHg	ALT	17 U/L		
pO2	67.7 mmHg	LDH	308 U/L	【尿検査】	
HCO3⁻	18.8 mEq/L	CK	1,376 U/L	比重	1.013
BE	−8.2 mmol/L	UN	12.6 mg/dL	pH	5.5
Lac	9.0 mmol/L	Cr	0.58 mg/dL	蛋白	(1+)
AG	18.6	Na	142 mEq/L		
		K	3.7 mEq/L		

Excelを用いると，きれいにまとまる．指導医からテンプレートをもらう．基本的に左揃え，単位のチェックも．

よくあるミスは「L」と「I」の混在．

図8. 検査所見

〈「画像所見」のスライド〉

(P.107〜の図9〜12を参照)

写真や画像検査では、個人情報に特に注意しましょう。電子カルテからそのままパワーポイントに貼りつけるのではなく、研究用として匿名画像を出力して使用するのが原則です（**図9**）。

条件〔MRIのT1WI（T1強調像）やDWI（拡散強調像）、X線の立位P-A等〕も忘れず記載します。もちろん2枚出す時には位置・配置・コントラスト・解像度等を揃えます。トリミングを行ったり、矢印・円を用いたりして示したいところを強調することも大切です（**図10**）。

107

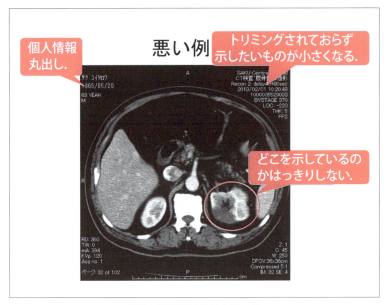

図9.画像所見提示の悪い例
「レントゲン」は人の名前→「胸部 X 線検査」
「CT 検査」→ Computed Tomography の略なので→「CT」。「MRI」も同様。

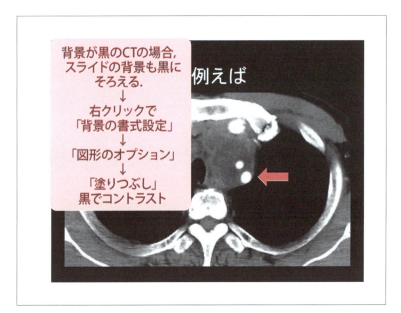

図10.画像所見の提示の仕方

3-5. 学会発表のスライド作成について

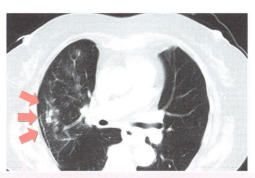

図 11. 画像所見①

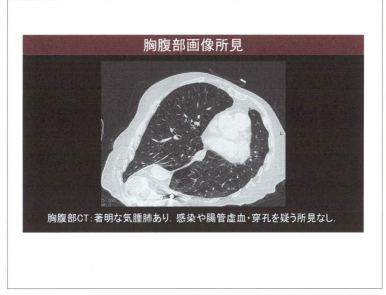

図 12. 画像所見②

第 3 章　学会発表に向けて

〈「経過」のスライド〉

（P.110 〜の**図 13** 〜を参照）

　複雑な経過では「症例のまとめ」と「経過」さらに「追加での症例のまとめ」のスライドを入れることがあります。この症例は比較的シンプルなため、経過スライド 1 枚に、ある程度の情報を詰め込んでいます。「経過表」のスライド作成は一番時間がかかります！

　グラフの項目は、少ない方が良いです。多いとフォローするのが困難になります。1 項目からせいぜい 3 項目まで、情報量を多く入れ過ぎないようにして、いくつか重ねたいなら、アニメーションを活用するのも手です。Simple is the best ！

　経過表では色の使用は多くても 5 色程度で。軸の単位や正常値の場所も意識しましょう。左右の両軸使用時は、間隔・配置・正常値をなるべく揃えましょう。

　Excel を使用して、文字の大きさ、色等を調整します。後はテキストボックスや図形を駆使して編集します。

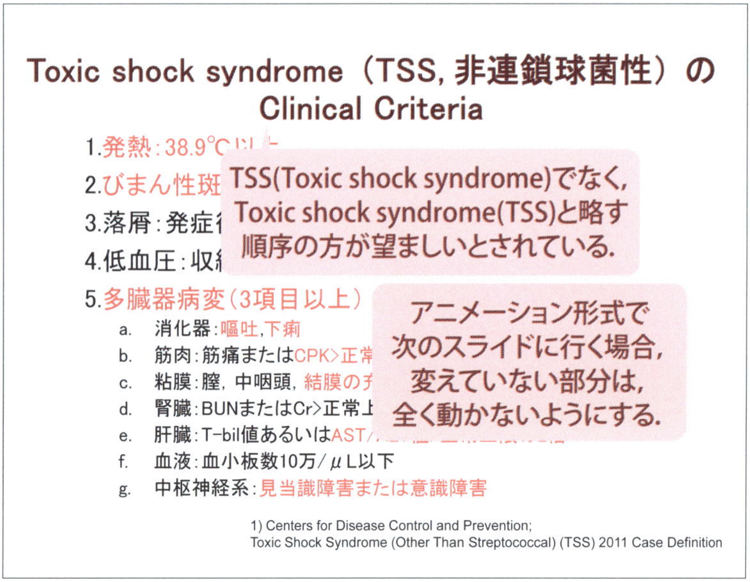

図 13. 症例のまとめ

110

3-5. 学会発表のスライド作成について

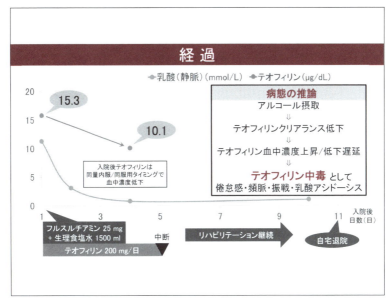

図 14. 経過

細菌学的検査のまとめ

❖ 培養結果　　菌・病原体の学名は斜体で．

- 血液培養（2セット）：*Staphylococcus simulans*（*S. simulans*）
- 喀痰培養（Geckler 4群）：肺炎球菌
- 咽頭培養（コロニー数少数）：メチシリン感受性黄色ブドウ球菌（MSSA）

❖ 外毒素検査　　大文字・小文字で始まるか，全部大文字・小文字か，学術名には決まりがある．

- MSSAや*S. simulans*の培養検体からは，一般的に，TSSを引き起こすとされるTSST-1や各種エンテロトキシンなどの外毒素は検出されなかった．

図 15. 細菌学的検査のまとめ

〈「一般論」「考察」のスライド〉

　論文のDiscussionのところに該当します。これまで文献的に一般的に言われている内容を記載します。「緒言」のスライドと重複してはいけません。稀な症例では、ある程度定型的なことを記す必要がありますし、逆にある程度知られている疾患や治療であれば、考察でポイントを置きたいことだけに絞って「本当に言いたいこと」以外の情報にはあまり触れないようにしましょう。そして一般論に対して、この症例ではどうだったのかを考察します。発表途中で聴衆に自然と疑問を持たせ（内容に関する臨床的・科学的な疑問）、一般論・考察のところで、その疑問を解決することができれば（あるいは疑問に対する演者の見解を伝える）、その発表で伝えたいメッセージがよく伝わります。これが理想の発表です。一般論のスライドと考察のスライドは分けて提示しても良いです。また、考察が多岐にわたれば、一般論のスライドの中で、本症例に該当する考察を述べてもかまいません。提示スライド（図16a、b、c）では、本症例では飲酒の影響が大きいという考察を一般論のスライドの中で、赤字で強調しています。

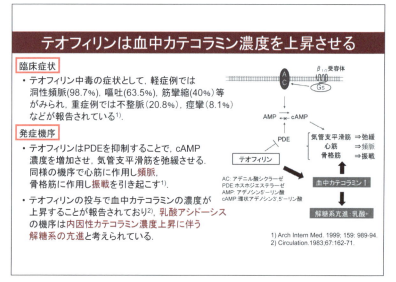

図16a．一般論と考察

テオフィリンクリアランスは多くの要因による影響を受ける

- 薬物体内動態において<u>個体差</u>があり，クリアランスは多くの要因によって影響を受ける[1), 2)].

要因	テオフィリンクリアランス[2)] 低下（血中濃度上昇）	増大（血中濃度低下）
年齢	未熟児，**60歳以上**	6か月から17歳
体重	著しい肥満	
食事	高炭水化物・低蛋白食	低炭水化物・高蛋白食
生活習慣	**大量飲酒**	喫煙（20本/日以上）
薬剤（代表例）	エリスロマイシン，アロプリノール，シメチジン	フェノバルビタール，フェニトイン，リファンピシン
合併症	肝硬変，心不全，COPD，肺炎，上気道炎，発熱	甲状腺機能亢進症

1) THEOPHYLLINEの使用情報（第4版），2005.　2) Pharma Medica. 1987; 12: 105-111.

図 16b．一般論と考察

テオフィリンは飲酒でクリアランスが低下する

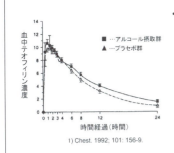

■ …アルコール摂取群
▲ …プラセボ群

1) Chest. 1992; 101: 156-9.

- テオフィリンクリアランスには，年齢・薬物相互作用（主に**CYP1A2**の影響）など種々の要素が影響を与え，本症例のように<u>飲酒がクリアランス低下</u>に関与することが報告されている[1)].

有効濃度内でも中毒症状を来す事もあり，患者の<u>年齢</u>や<u>生活習慣</u>，<u>アドヒアランス</u>等を考慮したうえでの処方が肝要である．

図 16c．一般論と考察

〈「結語」のスライド〉

（**図 17** を参照）

　結語は take home message になるので、本当はここにちゃんと時間がとれるように、全体を構成するのがより良いです。時間切れで、一瞬見せて終わりという発表が時折ありますが、結局何の発表であったか、わからずじまいということがあります。その意味からすれば、考察と結語が同じことの繰り返しにならないように気をつける必要もあります。

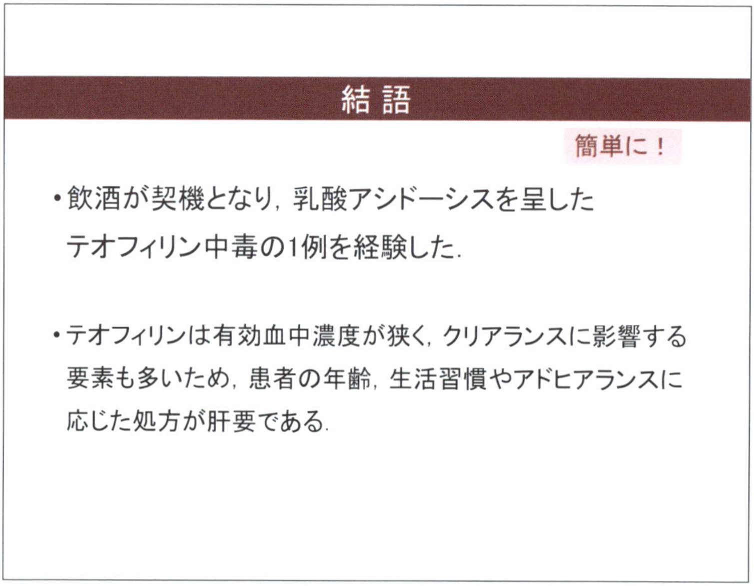

図 17．結語

〈「謝辞」のスライド〉

　共同演者以外で、検査や治療、考え方における協力者がいれば記載します。いなければ不要で、共同演者に含まれる人はここには出しません。

【結　語】
- ✓ COVID-19罹患を契機に，<u>低γグロブリン血症による　液性免疫不全</u>，<u>細胞性免疫不全</u>を確認し，<u>胸腺腫</u>の　合併より**Good症候群**の診断に至った1例を経験した．
- ✓ 複数菌種の菌血症や複数種の感染症を併発する患者では，免疫不全の併発を想起する必要がある．

【謝　辞】
本症例の病態診断に際し，金沢大学附属病院小児科の松田裕介先生にリンパ球サブセットの解析等を行って頂きました．

図 18．結語・謝辞

 学会発表のスライド作成の

- スライド構成の原則ときれいな見せ方を知る。
- 聴衆が興味を持つかは、タイトル及び緒言のスライドで決まる。
- 聴衆が受け身ではなく、能動的に関わってくれるスライド作りを目指す。

3-6

学会発表のポスター作成について

　基本的な必要項目は一般的なスライド構成と同様です。ここではポスターに特化した内容を解説します。

1）ポスターの基本はわかりやすいことが何より大事

　ポスター作成の基本要素として、下記が重要となります。

❶ 情報がきちんと整理されている
❷ 伝えたい情報のポイントがよく目立ち、わかりやすい
❸ 情報の流れがわかりやすい

　読み手に負担をかけずに全体像が伝わる、思いやりのあるポスターを作成しましょう！

2）ポスターサイズ

　まず、ポスターサイズを決めます。発表する学会によって縦横の大きさが決まっています。ただし掲示するため、そのスペースをすべて使う必要はありません。むしろ掲示した時に足元となるところはポスターがないようにした方が良いでしょう。

ポスター作成もパワーポイントを使用することがほとんどだと思います。

まずはページ（スライド）サイズを設定します。ページ設定は幅、高さとも最大で142.22 cmまでしか設定することができません。比較的よく用いる「90 cm × 180 cm」サイズのポスターを作成する時を例にとります。横縦比率が同じ縮小サイズでページを設定します。「90 cm × 180 cm」（横：縦 1：2）の場合、ページ設定は縮小同比率（横：縦 1：2）の「45 cm × 90 cm」に設定します。
印刷時は2倍にして印刷すると規定のポスターに仕上がります。

3）フォント

ポスターもスライド同様、文字数を減らし、図表を効果的に使用することが重要です。よって使用するフォントは明朝体よりゴシック体が見やすいです。デフォルトの游ゴシックを避けたいのは、スライド作成の時と同様です。英語・数字はArialないしCalibriを用いることが多いです。

4）文字サイズ

文字の大きさは

・発表タイトル：70〜90ポイントくらい
　　　　　　　　　　　（氏名・所属は48〜54ポイント）
・小見出し　　：60〜70ポイント
・本文　　　　：32〜40ポイント

ぐらいが読みやすいサイズです。

5）レイアウトの方法

「スライド配列型」と「フリーレイアウト型」があります。

　スライド配列型はスライド 8 〜 15 枚に発表内容をまとめて、ポスターサイズ大のページに 2 列 4 段や 3 列 5 段等に配置して 1 枚にまとめる方法です。この方法だと、作成した学会発表スライドをそのまま貼りつけるイメージです。

　フリーレイアウト型は、提示した図や表、写真を説明・解説する文章を自由な位置、自由なサイズでレイアウトします。作成の自由度が高い反面、難易度も高いですが、工夫次第でわかりやすく見栄えのするポスターに仕上げることができます（図 19）。

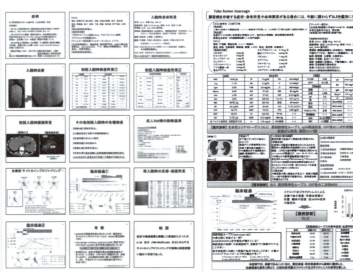

図 19．レイアウト方法

6）ポスターの内容の配列順

　流れをわかりやすくする必要があります。人間の視線の動きで自然なのは「上から下」「左から右」です。なるべく視線を動かさない配置が必要です。これで、ポスター作成の基本要素❸の情報の流れがわかりやすくなります（図20）。

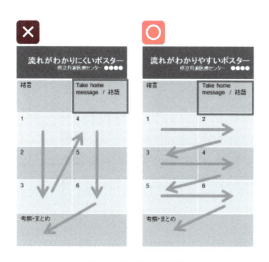

図20．発表内容の配列順

　基本的にはスライドの順序と同様に「緒言」「症例」「身体所見」「検査所見／画像所見」「経過」「一般論」「考察」の順の提示です。

　Take home message や結語は、下の方に配置するとよく見えないことが往々にしてあります。

　そのため、上の方に惹きつける情報（結語）を提示する必要があります。このことにより、ポスター作成の基本要素❷の伝えたい情報のポイントがよく目立ちわかりやすくなります。

利益相反（COI）開示は、それぞれの発表する学会のサイトに例が示されています。その内容を指定された場所に記載しましょう（**注2**）。

注2：ポスター発表用の例だけでなく、口演（スライド発表）用の例も示されている場合もあるので取り違えないように注意してください。

7）改行部分への配慮

3-5（→P.96）でも書きましたが、改行1つで読みやすさが大きく変わります。単語の途中で改行を入れてしまうと、とても読みにくくなります。聴衆が読みやすい位置で文章を改行するのは、箇条書きの基本です。言い回しを工夫して改行位置を調節しましょう。
　極端に短い行を作らないように、また言葉のかたまりを意識して改行します。

8）余白をとる

余白がないと、つまった感じで見にくいです。余白をしっかりとることで、見やすくなります（**図21**）。

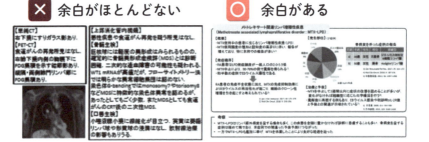

図21．余白イメージ

9）背景の塗りと囲いの2重強調

　強調し過ぎでくどい印象を与えることがあり、情報がシンプルに伝えられない可能性があります。囲い枠は上手に使用しましょう（図22）。

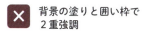
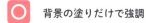

図22．個々の部分での囲い枠のうまい使い方

10）矢印は目立たせない

　矢印を囲み枠と違い過ぎる色や目立つ色にしてしまうと伝えたい情報よりも矢印ばかり目立ってしまいます（図23）。なるべく囲み枠と近い色を選び、シンプルな矢印にしましょう。

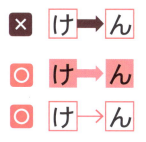

図23．矢印の使い方

11）全体レイアウトも囲い枠をうまく使う

　囲み枠をうまく使うことで、ポスター作成の基本要素❶の情報がきちんと整理されます。一度に見る量が判別できるようになり、読み手に負担をかけず思いやりのあるポスターになります（図24）。

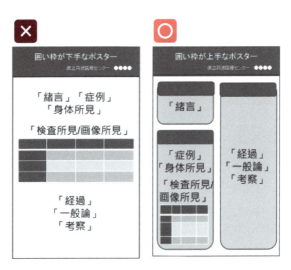

図24．全体での囲い枠のうまい使い方

12）情報の整理

　読み手の理解スピードの順序は、遅い順から言うと、

文章 < 体言止め（単語）< 図による説明 < イメージ図

となります。1行の文字数を減らし、段組みや箇条書き、揃えた色を使うことで読みやすさを意識しましょう（図25）。

3-6. 学会発表のポスター作成について

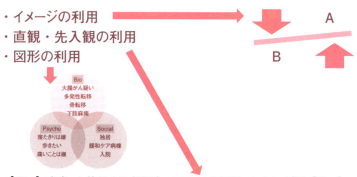

図25. 読み手への伝わりやすさのイメージ

　情報のポイントを目立たせる技術として「コントラストをうまく使う」「グルーピングを行う」「文字でなく図解で伝える」があります。

　コントラストは、色を変える、サイズを変える、フォントを変える、といったことで強弱をつけ、伝えたいことだけ目立たせるようにしましょう。ただし、ポスター内でパターンは統一する必要があります。
　使う色は3〜4色までです。印象にあった配色にしましょう。例えば、ヘモグロビンや発熱なら赤、ビリルビンなら黄色といった具合です。

　グルーピングは見えない「くくり」を意識し、配置を変える、線で区切る、見出しをつける等の工夫をしましょう。配置をうまくそろえるためには、グリッド線やガイドを使用しましょう。

　イラストレーションを用いて、文字でなく図解で伝えることでポスター作成の基本要素❶の情報がきちんと整理されて、理解が進みます。

13) PDF 形式に書き出してチェック

　PDF データに書き出すと、パワーポイントの画面で見ている時と少し見え方が変わり、今まで気がつかなかったレイアウトのずれや、誤字脱字等も見つけやすくなります。

（1）パワーポイント
　　「ファイル」>「名前を付けて保存」>「ファイルの種類：PDF」

（2）書き出した PDF データをダブルクリックして開きます。

14) ポスターの印刷

　縮小している場合には拡大を忘れないようにしましょう。

　用紙は折りたためるクロス（布地）がおすすめです（紙より印刷が割高になりますが）。

　写真が多い場合にはフォト光沢紙がおすすめです。

　実際に印刷したポスターは、思っているよりも縦の幅が大きいため、プレゼンテーションは、実物を使って何度も練習をします。ポスターではなく聴衆を見ながら、プレゼンテーションができるようにしましょう！

学会発表のポスター作成の Tips

3つの基本要素を押さえたポスター作成

❶情報がきちんと整理されている

❷伝えたい情報のポイントがよく目立ち、わかりやすい

❸情報の流れがわかりやすい

3-7

学会発表について

　初めて学会発表をする人は、それ以前に時間的な余裕があれば、学会に足を運んでみると良いでしょう。また自身の発表の日も、指導医とともに、良い・悪い発表、読みやすい・読みにくいスライドを体感し、聴衆に伝わる良い発表内容・形式を吸収しましょう。

1）院内予演会の意義

　学会発表は、個人の発表で個人自体が評価されるとともに、病院（診療科）を代表しての発表でもあります。病院（診療科）の先生方に、病院（診療科）を代表しての発表として恥じないものであることを確認してもらいましょう。また、想定質問での受け答えのための下調べにもなります。予演会に参加する人は、いろいろな診療科の方々が（時に医師以外のメディカルスタッフも）いた方が、多方面からの意見・指摘を頂けます。なるべく多くの人に参加してもらいましょう。小病院・診療所では、連携施設と Web を介して合同で予演会を行うのも良いでしょう。ただし参加者の背景により、指摘事項が発表する学会の内容や参加者にそぐわないこともあります。予演会での指摘内容は、指導医とよく話し合って、スライドの追記・修正を行ってください。あくまで発表する学会の内容や参加者に合わせることが重要です。

2）発表の実際

　学会にもよりますが国内の学会では、スーツ着用が無難でしょう（そうでない学会もありますし、国際学会では比較的ラフな格好での発表者もしばしば見かけます）。

　公に記録が残る発表者自身の晴れ舞台です。心も外観もきっちり決めて、発表を頑張りましょう！

　発表スライドは通常 USB に入れて、発表時間の 30 〜 60 分前に、スライド受付に提出します（発表する学会ごとに異なります）。余裕を持って会場入りし（必要なら前泊）、参加者受付を済ませ、発表する部屋（会議室）の確認、発表スライドの提出を行います。参加者受付とスライド受付の 2 つの受付が必要です。また、他の人の発表を聞いて、雰囲気を確認しておくことも大事な作業です。交通トラブル等、不足の事態に備えて、あらかじめ指導医にも発表スライドを渡しておくのが無難です。また、指導医との合流時間も前もって決めておきましょう。ポスター発表では受付を行い、指定された時間帯にポスターを貼り出すことになります。

　発表が同一セッションの後の方の発表でも、セッションの始まるまでには会場に入ってください。発表に慣れた上級者は、これで会場の雰囲気、聴衆のレベルや関心度を確認することで、発表の内容や方法を変えています。司会者のキャラクターも掴むことが可能です。一般に症例発表クラスのセッションでは、司会者は発表者の支援者です。特に質疑応答ではうまく利用させていただきましょう。司会者の質問には丁寧に答え、謝意を述べて、司会者に満足してもらうと、会場全体でも好意的な雰囲気になります。

　次に、伝え方「5 -finger rules」についてです。このことに注意しながら発表しましょう。

第3章　学会発表に向けて

❶ 音量（volume）：聞こえなければ意味なし。
❷ 速度（speed）：適切なスピード（NHK では1分間に300文字、1秒間に5文字）。
❸ つなぎ言葉（filler words）：練習あるのみです。
　文頭に出てくる言葉：え〜、まあ、あの〜。
　文章と文章の間に出てくる言葉：え〜。
　こういったつなぎ言葉を習慣的・無意識的に使用してしまう人もいますが、基本的にやめてください。努力により、減らし、なくすことが可能です。
❹ 音程（pitch）：強調したいところは音程を変えてみる。
❺ 間（interval）：内容が変わるところ、強調したいところ等はうまく間をとる。

　発表中は原稿を見ず、聴衆を見て話しましょう。原稿は手元に置きますが、それは緊張で全く話せなくなった時の保険です。

　5分程度の内容は記憶しましょう。逆に、原稿を見ずに話せる構成と内容にした方が、聴衆に伝わりやすいです。記憶できることを前提にすると、スライドの発表内容も不要な部分はそぎ落とされて洗練されます。

　それまでの発表の練習が何より大事です。初めての学会発表では、読み原稿を見ながらの発表でも、もちろん構いません。しかし、学会の発表時間はせいぜい5〜6分です。スライドを見たら、プレゼンテーション内容がすらすら言えるよう、何十回と読む練習をしましょう。また練習の際、発声せずに発表原稿を読んでいると、発声して原稿を読むよりも短い時間になりがちです。発表直前の何回かは、しっかり発声してプレゼンテーションの練習をすることが必要です。

3-7. 学会発表について

　緊張するといつもより早口になってしまう人もいれば、いつもより
ゆっくり話す人もいます。自分がどちらのタイプなのか認識しておき
ましょう（もちろん、ほとんど緊張しない強者もいますが）。練習の
時に、自分が緊張したらどうなるかを意識して、プレゼンテーション
時間の調整をしておきましょう。早口になる人は、練習では時間を
ちょっとオーバーするくらい、ゆっくり話す人は時間に余裕を残して
プレゼンテーションする練習をしていると、当日、時間がちょうどよ
いくらいにうまく収まります。

　ほとんどの学会で発表当日は発表者ツールを使えません。つまり、
パワーポイントのノートのところに、読み原稿をメモ書きしていても、
発表の時はそれを見ることができませんので、注意が必要です。読み
原稿を持たず、発表者ツールが使えず、発表内容を忘れて舞い上がっ
てしまう発表者を時々見かけます。発表当日の落とし穴ですので、注
意してください。

　発表会場ではたいていの場合、次演者席というのがあります。次が
自分の発表順になれば、次演者席に着いてください。発表時、まず座
長の先生が、発表演題名と発表者の氏名・所属を読み上げます。座
長の資料には発表者の氏名にふりがなを振ってあることが多いです
が、それでも読みにくい氏名・所属では、座長が間違えて呼ぶことが
あります。呼び間違えられたら、訂正して発表を始めるくらいの心の
余裕を持ちましょう。発表する時は、聴衆の中に、何人か発表の支援
者を見つけましょう。支援者は、自分の友人とか施設の人という意味
ではなく、発表に関心を持って、うなずいて聞いている人です。前の
方、後ろの方、左右に数名。その人たちに順番に語りかけていきます。
発表内容に興味を持ってもらうように抑揚をつけます。早さの変化で
はなく、声の大きさの変化や、一瞬、間を取って緊張感を作り出した
りすることも、重要なテクニックです。寝ている人が起きてくる、下
を向いていた人がスライドを注視するようになれば、しめたものです。

自分が経験して調べた内容を聴衆の皆さんに聞いてもらって、プレゼンテーションしている症例の稀さや臨床的メッセージがうまく伝わるように心がけながら話してください。

学会発表は慣れも大切です。卒後 10 ～ 15 年目ぐらいまでは、自分が筆頭発表者での発表を年に 1 ～ 2 回はしておきたいものです。6 年目くらいになると慢心して、自分が筆頭で発表しないことがよくあります。自分で緊張して発表して、質疑応答に答える準備をしない限りは、発表のプレゼンテーション能力は向上しません。むしろ退化します。後進の指導も当然大切で、行う必要がありますが、自分自身が発表し続けない限りは、有効な指導ができなくなります。私自身も、年間 2 ～ 3 回は筆頭発表者で発表を続けています。

学会発表のより詳細なプレゼンテーションの仕方や、プレゼンテーション全般の仕方は拙著『即役立つ！　絶対身につけたい効果的な症例プレゼンテーションの仕方とその応用』を参考にしてください。

3）学会発表後

学会発表で満足し、そこで終わっている人たちがほとんどです。できれば、発表した症例を症例報告論文という形にしたいですね。

第 1 章（→ P.6）でも書きましたが、一番効率がいいのは、学会発表が終わった後、そのまま論文作成に取り掛かることです。学会発表のスライドは、症例提示、学術的な一般論の考察、そして提示症例の考察を経て、結語となるのが一般的です。ただ、症例がややこしかったり、聞き慣れなかったりする症例を提示する時は、最初に緒言を提示します。この緒言を置くことで、これまでどういうことがわかっているが、今回こういった内容が報告に値するために報告しますという説明がしやすいです。緒言はまさに、研究論文や症例報告論文の Introduction に相当します。症例報告論文は、Introduction、Case presentation、Discussion、Conclusion からなりますが、緒言を置いた学会発表は、まさに症例報告の論文の体裁を示しています。後は少し肉付けや方向性を絞って強調するだけで、症例報告論文の体裁の完成です。

つまり、学会発表のスライドができあがった段階で、大まかには症例報告の論文作成の骨格ができているのです。そのまま論文作成に取り掛かるのが得策です（もちろん学会発表と論文とでは論点の絞り込み、どこにフォーカスを置くかを変えることもありますが）。

本人の努力だけでは難しいところがあるかもしれません。病院や部署等の組織の文化として、学会発表後は論文作成という流れが好ましいです。時間はかかると思いますが、そういう文化を組織として醸成していきましょう！

 学会発表における

- 伝え方「5-finger rules」を意識する。
- 自分が経験して調べた内容を聴衆に聞いてもらい、症例の稀さや臨床的メッセージがうまく伝わるように心がけながら話す。
- 学会発表が終われば、症例や疾患への理解度が高いうちにそのまま症例報告論文（ケースレポート）作成に取り掛かるのが、一番効率が良い。

3-8

学会発表の意義を理解していますか？

1）似た症例に出合った医療者や患者のために

　学会発表の意義は「普段あまり行かない場所に、診療の息抜きと観光のために行く、そのために無理矢理抄録を作って、発表できるようにする」ということではありません。もちろん少なからずそういう要素があってもいいと思います。しかし、これが主目的ではありません。学会の発表のセッションは通常１セッション、で５〜 10 演題程度の発表があります。自分の発表だけ終わったらぞろぞろと演者・共同演者が発表会場を後にする姿を見かけますが、何のために発表に来たのか懐疑的になりますし、同じセッションで発表している他の演者や座長に大変失礼です（もちろん、たまたま同じ時間帯に他の発表会場で、共同演者としての発表がある場合は致し方ありませんが）。ただ、その場合も主共同演者がいることが多いので、どの会場に誰が出席するか、共同演者間で事前に分担しておくべきだと考えます。

　学会発表の主な意義として、自分自身の研鑽や業績のためという側面はもちろんあります。しかし大切なことは、学会発表の抄録や論文発表を通じて、きちんと記録を残せば、自分の知らないところで、沢山の人が見てくれ、自分自身が診療を行っていない、似たような経過を示す患者及びそれを診療する医師の日々の診療に役立つということ

です！

　皆さんも担当する症例で診断や治療に困った時に、過去に同じような報告がないか、Google や医学中央雑誌、PubMed 等で検索していませんか？　論文化されているものはもちろん利用しますし、あまり論文の数が多くなければ、学会発表の抄録も利用しますよね！

　学会発表は、一緒に働いている周りの医師やスタッフのために、周辺の医療機関のために、また、世の中の医療者や患者のために、とても役立つことをしています。学会発表の意義は、このことが一番大きいと考えます。学会発表はいい加減な感じでするのではなく、よく調べて、聴衆やこれから同じような症例に遭遇するであろう人たち（医療者や患者）に向けて、十分な準備をして行う必要があります。

　そして、学会発表のスライドは、よほどのことがない限り、世の中には共有されません。検索可能なものは論文化されているものと、学会発表時の抄録です。

　そのため、抄録の【考察】で「文献的考察を加えて報告する」等の発表予告のような形は NG です。抄録作成段階で「文献的考察を加えて報告する」と言っているのは「この段階で十分調べられていません。慌てて抄録を作りました」と恥をさらしているようなものだと思ってください。また、これでは、同じような症例に遭遇した医療者や患者にほとんど役立ちません。公開されるという点において、極論的には、学会発表スライドより抄録の方が重要です。抄録提出段階で、ある程度考察をしっかり練っておいてください。抄録作成時に十分な考察を行い、どのような因果関係があったのか、この治療はどういう機序で効いた可能性があるのか等（発表する学会には参加していない人も想定して）、後にデータベースで検索を行った時に、抄録本文だけで今回の発表内容が十分に伝わる抄録作成を心がけてください。発表学会

によっては、発表後に後抄録の提出を求める学会もあります。もし、もともとの抄録と少しでも発表内容が異なり修正していれば、後抄録の方が完成度は高いですので、後抄録の提出も心がけましょう。より学術的に練られた抄録の方が、後にデータベースで検索を行う医療者や患者に役立ちます。

2）専門家の見解が聞ける

　学会発表のプレゼンテーション終了後、座長や聴衆の先生から、様々な意見や質問があると思います。発表の場では、当然、自分より専門的で詳しい先生がいらっしゃると思います。その意見は真摯に受けとめて、より深い学びとしてください。たまたまその場に、該当の診療分野において日本・世界のトップクラスの先生がいらっしゃれば、とてもラッキーです。発表後に、疑問点、今回の経過についてのコメント等をどんどん質問してみましょう。発表した症例について、客観的により深い振り返りを行い、今後につなげるためのより良いチャンスでもあります。

　また学会発表の場で、専門的で詳しい先生から「是非論文化を」や「もう少しこういう視点で書けば論文作成できるのでは」という意見を直接頂けることもあります。あるいは学会によっては、後日、学会誌への論文投稿の依頼が来ることもあります。文字数に限りのある学会抄録より、論文の方が経過や症状・所見について、いろいろな付帯状況が書けますし、文献的考察もより深く提示できます。そのような意見を頂けた発表は、是非とも論文化を目指しましょう。

　「学会発表したら終わり」と思っている人たちが多いと思います。しかし、学会発表が終わったらそのまま論文作成をするという習慣を是非つけましょう。本人の努力だけでは難しいところもあるかもしれませんが、病院や部署等の組織の文化として、学会発表後は論文作成

という流れが好ましいです。指導する側の方々には、時間はかかると思いますが、そういった文化を醸成していって頂きたいです。

 学会発表の意義における Tips

- 後にデータベースで検索を行った時に、抄録本文だけで今回の発表内容が十分に伝わる抄録作成を心がける。
- より学術的に練られた抄録の方が、後にデータベースで検索を行う医療者や患者に役立つ。

【参考文献】

1）Yamaguchi M, et al. Preliminary Criteria for Classification of Adult Still's Disease. J Rheumatol. 1992; 19: 424-430.
2）Olivé A, et al. The Clinical Spectrum of Remitting Seronegative Symmetrical Synovitis With Pitting Edema. The Catalán Group for the Study of RS3PE. J Rheumatol. 1997; 24: 333-336.
3）Kenzaka T. The Relationship Between Remitting Seronegative Symmetrical Synovitis With Pitting Edema and Vascular Endothelial Growth Factor and Matrix Metalloproteinase 3. Intern Med. 2020; 59: 1021-1022.
4）Arima K, et al. RS3PE Syndrome Presenting as Vascular Endothelial Growth Factor Associated Disorder. Ann Rheum Dis. 2005; 64: 1653-1655.
5）Yao Q, et al. Is Remitting Seronegative Symmetrical Synovitis With Pitting Edema (RS3PE) a Subset of Rheumatoid Arthritis? Semin Arthritis Rheum. 2010; 40: 89-94.
6）Yamaguchi M, et al. Preliminary Criteria for Classification of Adult Still's Disease. J Rheumatol. 1992; 19: 424-430.
7）Pay S, et al. A Multicenter Study of Patients With Adult-Onset Still's Disease Compared With Systemic Juvenile Idiopathic Arthritis. Clin Rheumatol 2006; 25: 639-644.
8）江藤嘉記, 他. 顎関節に症状をきたした成人スチル病の2症例. 日本口腔科学会雑誌. 1994; 43: 496.
9）柏木美樹, 他. 成人Still病に併発した顎関節症状に対する治療経験. 日本顎関節学会雑誌. 2018; 30: 202-207.

第4章

論文発表に向けて

4-1

学会発表した症例は
論文化できそうですか？

　学会発表のプレゼンテーション終了後、座長や聴衆の先生から様々な意見や質問があると思います。その場で、専門的で詳しい先生から、「是非論文化を」や「もう少しこういう視点で書けば論文作成できるのでは」という意見を頂けることもあります。そのような症例は、往々にして論文化に向いている症例です。是非とも論文化しましょう。

　学会によっては、良い発表演題に対して後日、学会誌への論文投稿の依頼が来ることもあります。文字数に限りのある学会抄録より、論文の方が経過や症状・所見について、いろいろな付帯状況が書けます。また、文献的考察もより深く提示できます。投稿依頼を受けた発表は、是非とも論文化を目指しましょう。

　さて、上記のような状況以外では、どのような症例が論文化できるでしょうか。

　症例報告のみを扱う雑誌では、『BMJ Case Reports』や『Journal of Medical Case Reports』が老舗です。

　BMJ Case Reports では、次のような症例を扱っています（https://libraryanswers.missouri.edu/hsl/faq/224013）。

138

- Reminder of important clinical lesson
  重要な臨床的教訓を思い出す
- Findings that shed new light on the possible pathogenesis of a disease or an adverse effect
  病気や副作用の可能性のある病因に新たな光を当てる発見
- Learning from errors
  間違いから学ぶ
- Unusual presentation of more common disease/injury
  より一般的な病気／怪我の一般的ではない経過
- Myth exploded
  神話の崩壊
- Rare disease
  稀な病気
- New disease
  新しい病気
- Novel diagnostic procedure
  新しい診断手順
- Novel treatment（new drug/intervention; established drug/procedure in new situation）
  新しい治療法（新しい薬／介入、新しい状況での確立された薬／手順）
- Unusual association of diseases/symptoms
  病気／症状の異常な関連性
- Unexpected outcome（positive or negative）including adverse drug reactions
  薬物の副作用を含む予期しない結果（肯定的または否定的）

Journal of Medical Case Reports の投稿規定には、次のように記載されています。

- Unreported or unusual side effects or adverse interactions involving medications
  報告されていない、または異常な副作用、または薬剤に関連する有害な相互作用

第 4 章　論文発表に向けて

- Unexpected or unusual presentations of a disease
  病気の予期しない、または一般的ではない経過
- New associations or variations in disease processes
  病気のプロセスにおける新しい関連性、または変化
- Presentations, diagnoses and/or management of new and emerging diseases
  新しく出現した病気の症状、診断、および／または管理
- An unexpected association between diseases or symptoms
  病気、または症状の予期しない関連性
- An unexpected event in the course of observing or treating a patient
  患者の観察、または治療の過程での予期しない出来事
- Findings that shed new light on the possible pathogenesis of a disease or an adverse effect
  病気または副作用の可能性のある病因に新たな光を当てる発見

　また、私の大学及び部活の大先輩である松原茂樹先生は、名著『論文作成 ABC　うまい症例報告作成のコツ』（東京医学社、2014 年）の中で、以下のように述べておられます。

- 新規有害事象の発見。
- 症状・経過が新規。
- １人の患者に認められた二つの疾患間に予想外の関連性があった場合。
- その症例が病態生理をあぶり出した場合、さらには医学常識を覆す場合。
- 通常認めない症候そのものは新規な方が良いが、臨床稀有性だけを押し出すのではなく、「その症例が語る臨床的有用性」＝「新規アイデア」を前面に押し出す。
- 論文作成の実地では、まずは臨床的有用性１本に絞ってみる。

　これらより、私なりの見解として、症例報告にできる症例は、以下に大別されます。

1）ある疾患で症状・所見・経過が新規
2）副作用・薬剤相互作用が新規
3）二つの疾患間に予想外の関連性
4）新規の診断方法
5）新規の治療方法、予想外の治療効果
6）稀・新規の疾患・病原体

　その症例が、病態生理をあぶり出した場合や、医学常識を覆す場合は、もちろん症例報告になり得ますが、実際そのような症例に遭遇することは極めて稀だと思います。もちろん、見逃しているだけかもしれないので、そういう症例に遭遇することにアンテナを張ることは、とても大切です。しかし、たかだか 1 例の報告で、医学常識を覆すことは難しいですよね。

　通常認めない症候そのものは新規な方が良いですが、それに加えて臨床的な稀さだけを押し出すのではなく、「その症例が物語る臨床的有用性」＝「新規アイデア」を前面に押し出すことが重要です。その上で、一般化できる臨床的メッセージがあると良いですね。症例報告は、似たような経験をした論文を読む人が、臨床的に役立てられることがとても大切です。

　では、症例報告にできる症例を示します。

1）ある疾患で症状・所見・経過が新規

〈例〉

　　20 歳代の女性で、発熱と腹腔内リンパ節のみが腫脹し、生検結果で菊池藤本病と診断した症例を経験した。菊池藤本病は、頸部のリンパ節が一側もしくは両側性に腫大する良性の histiocytic necrotizing lymphadenitis として、菊池と藤本らが別々に 1972 年に報告した[1,2]。

20 〜 30 歳代に多くみられる、原因不明の良性で self-limited な疾患である。リンパ節腫脹は頸部が大半で、縦隔・腹腔内・後腹膜領域での報告は稀である[3]。腹腔内リンパ節腫脹を伴う頻度は、複数症例の検討でも、数％程度と推定されている。腹腔内リンパ節腫脹を伴う菊池藤本病の 27 例をまとめ、論文化した[4]。

なお、臨床的メッセージは「若年者の発熱を伴う腹腔内リンパ節腫脹では、腹腔内の悪性リンパ腫も鑑別に挙がる。美容面や侵襲性も考慮し、できるだけ生検が行いやすい場所を検討した上での、組織学的な検索が必要である」とできます。

2）副作用・薬剤相互作用が新規

〈例〉

オセルタミビル内服後の虚血性腸炎／出血性腸炎は、1）オセルタミビルに対するアレルギー反応による局所の血管攣縮・血管炎、2）インフルエンザ感染に伴う脱水による腸管への低灌流、の 2 つの影響が同時に起こることにより、虚血性腸炎が引き起こされると推定されている。機序の推定もされており、薬剤副作用として症例報告になりうる[5]。

逆に病態生理や薬理学的機序がはっきりしないものは、因果関係がはっきりしないため偶然ということで症例報告論文になりにくい。しかし、それが数例あれば新規副作用ということで症例報告論文になりうる。自験例でも、50 歳代の女性が、A 型インフルエンザウイルスに感染し、オセルタミビルと同じノイラミニダーゼ阻害薬である、ラニナミビルを誘因とした虚血性腸炎の経験がある。

なお、臨床的メッセージは、「インフルエンザ罹患者にノイラミニダーゼ阻害薬を使用する際は、消化管出血にも注意が必要」といったあたりが良いですね。

3）二つの疾患間に予想外の関連性

〈例〉

　80 歳代の男性で、toxic shock syndrome の経過中に、Remitting seronegative symmetrical synovitis with pitting edema（RS3PE）症候群が発生した症例がある[6]。どちらも稀な疾患であり、一見偶然の産物である。これだけでは症例報告の考察が難しく、toxic shock syndrome も RS3PE 症候群も既報はすでに沢山あり、それのみでは症例報告論文にならない。しかし、重症感染症で血清 vascular endothelial growth factor（VEGF）が増加するとの報告があり、また RS3PE 症候群の発症の一因が VEGF の増加にあることより、どちらも稀な toxic shock syndrome と RS3PE 症候群が「VEGF」というキーとなる因子によりつながった。既知の報告を手繰り寄せ、この関連性を見つけられるかが重要である。文献検索や臨床能力をフルに使って、新規観点（view point）を用いて症例報告した。逆に関連性を見い出せなければ、偶然に二つの事象が起こっただけであり、症例報告にはなりにくい。また「稀な疾患×稀な疾患」だけでは、臨床的メッセージも出せない。

　この症例は学術的で、あまり臨床的メッセージは出せないですが「一見異なる 2 つの事象が起こった時に、その関連性の有無について検索することが重要である」とまとめられます。

4）新規の診断方法

〈例〉

　まだ PET 検査が始まったばかりで、悪性腫瘍の診断に特化していた時代（2008 年）に、人工弁・人工血管置換術後の 30 歳代の男性が、受診 1 ヵ月前からの発熱で受診した。血液培養で *Streptococcus viridans* を検出した。経胸壁・経食道心エコー検査、64 列 MDCT では、人工物によるアーチファクトのため、疣贅や膿瘍の評価は困難であったが、PET-CT で肺動脈人工血管部に一致した FDG 集積を認めた。臨床的に感染性心内膜炎と診断し、6 週間の抗菌薬投与を行った

ところ、FDG の集積改善を認めた。感染性心内膜炎の診断と治療経過の判定に、PET 検査が有用である症例を経験した[7]。人工物が経食道心エコー検査や CT でハレーションを起こし、病変部を観察しがたいことがしばしばある。そういった時に PET 検査が有用である。現在では、日本循環器病学会の『感染性心内膜炎の予防と治療に関するガイドライン（2017 年改訂版）』中に、補助診断として PET 検査が言及されている。医学の進歩は早く、新規の診断や治療法は早急に症例報告にする必要がある。遅れをとるとすでに一般的ということになりうる。

　この症例のような新規診断方法も、なかなか臨床的メッセージは出せないですが「治療法の選択に大きく関与するならば、既知の検査の枠組みを超え、診断に寄与する可能性のある検査を行うことが重要である」と言ってもいいでしょう。

5）新規の治療方法、予想外の治療効果

〈例〉

　生来健康な 40 歳代の女性が発熱、右下腿腫脹を主訴に受診した。右下肢蜂窩織炎と診断されて治療を受けたが、経過中に両側の下肢深部静脈血栓症を発症した。全身性エリテマトーデスによるプロテイン S 活性低下が、下肢深部静脈血栓症の原因と診断した。ヘパリン併用下で Vitamin K 拮抗薬であるワルファリンを投与し、PT-INR が十分延長した時点でヘパリンを中止すると、ワルファリン誘発性皮膚壊死症を発症した。プロテイン S 活性低下に加え、プロテイン C 活性も低下したために発症した。この機序に関与しないリバーロキサバン内服でヘパリンを中止でき、皮膚壊死症が治癒し、下肢深部静脈血栓症の治療も行えた[8]。臨床においては、保険適応病名も関わってくる（深部静脈血栓に対するリバーロキサバン使用は保険的にも問題なし）が、症例報告作成にあたっては、偶然に奏功し、かつその使用が保険適応外であっても問題はない。むしろ保険適応が通っていれば有効性が示されているということなので症例報告論文にはなりにくい。保険適応

外でも、薬効的に効果が期待できる新規の治療方法で得られた予想外の治療効果は、積極的に症例報告すべきである。無論、新規手術・新規手技等は大至急、症例報告で報告すべきである。

　この症例のような新規の治療方法、予想外の治療効果も、なかなか臨床的メッセージは出せないですが「偶発的に使用した薬剤○○はこの機序により臨床的に効果がある可能性がある」と締めくくるといいでしょう（注1）。

注1：偶発的に別のことで使用していた薬剤の効果なら問題ないですが、意図した保険適応外での薬剤使用は倫理委員会による承認を受ける必要があります。

6）稀・新規の疾患・病原体

〈例〉

　80歳代男性の *Campylobacter* 属による髄膜炎、菌血症を経験した。菌種同定のため、16SrRNA検査を行ったところ *Campylobacter insulaenigrae* と同定された。本例は *Campylobacter insulaenigrae* によるヒトへの感染症例として、世界で2例目であった。また *Campylobacter insulaenigrae* による髄膜炎の発症は、世界で初めての症例だった[9]。菌種がはっきりせず、同定のためのさらなる特殊検査を依頼したことが、世界で2例目のヒト感染の報告につながった。このような症例に遭遇することは極めて稀であるが、抗菌薬選択のため菌種同定を行ったことが、この発見につながった。
　アンテナを張って、文献検索や臨床能力をフルに使って、極めて稀なケースであることを認識する能力と研鑽は必要である。様々な職種のメディカルスタッフと情報・連絡を密にとることも重要である。また、海外で報告されていても、日本初症例あるいは日本で何例目というのは、日本のジャーナルでは受け入れてもらいやすい。

こちらはもはや、臨床的メッセージなしでも論文化の可能性が高いです（ただし遭遇することがないかもしれませんが）。これまで「*Campylobacter* 属までで細かな菌種同定がなされていなかった可能性があるが、同定検査まで行ったことが新規発見につながった」あたりが臨床的メッセージです。

~~~~~~~~~~~~~~~~~~~~~~~~~~~~~~~~~~

概ね PubMed でのヒット件数 100 くらいまでが、発表の価値判断の一つの指標であると同時に、論文化まで持っていける可能性がある指標です。100 件程度より多ければ、あまり珍しくないのではないかと私は判断します。この新規知見は、論文化の場合、楊枝で重箱の隅をほじくるような些細な知見でも構いません。そして、これらの新規知見に加え、1 つでも一般化できる臨床的メッセージがあれば、比較的高い確率で学会発表とともに論文化の価値がありそうな症例だと考えて良いでしょう。

私が提示しました症例報告にできる症例（→ P.141）の 4）、5）、6）を経験することは少ないでしょうが、1）や 2）は遭遇することがあると思います。臨床的メッセージをうまく出せれば症例報告の論文化は可能です。

学会発表では、2-1 の「学会発表に値しそうな症例」（→ P.38）で示したように、「教育的・教科書的知見の紹介」や、失敗から学ぶことも重要ですが、これらを論文化することは基本的に難しく、学会発表症例 ≠ 論文化症例です。

2-1（→ P.38）でも述べましたが、学会発表・論文化できる症例、診療に難渋する症例も、1 例 1 例の積み重ねの一つに過ぎません。この積み重ねがより良い診療につながります。診療所や小病院、大学病院等、診療場所が異なっても、この基本原則は変わりません。こういった経験を十分積むことで、学会発表ができそうな、あるいは論文化ま

で検討できる症例がだんだん見えてくるようになります。

  症例報告にできる症例の

1）ある疾患で症状・所見・経過が新規
2）副作用・薬剤相互作用が新規
3）二つの疾患間に予想外の関連性
4）新規の診断方法
5）新規の治療方法、予想外の治療効果
6）稀・新規の疾患・病原体

4-2

論文化の意義について

　医学研究において症例報告の果たす役割は大きいです。臨床医学を切り拓いてきたのは症例報告です。2019年に発生した新型コロナウイルス感染症については、主要な英文の医学ジャーナルも含め、次々に新しい論文が発表されました。多人数の疫学研究はもちろん、個々の経験症例の報告も多数論文発表されました。一連の症例報告を参考に診療にあたったり、院内の感染対策を準備されたりした方々も多いのではないでしょうか？

1）症例報告が臨床研究につながった例

　私たちは、日本内科学会の関東地方会で「閉塞性尿路感染症にて高アンモニア血症を呈した1例」の症例報告の学会発表を行いました。こちらが当該学会での推薦演題となり、日本内科学会雑誌に症例報告の論文が掲載されました[10]。

　次に、同様の経過の別症例を英文で症例報告論文として報告しました[11]。閉塞性尿路感染症のため生じる高アンモニア血症は、1例で症例報告となるような比較的稀な症例と認識されていますが、日常診療では時折、そのような症例に遭遇するため、臨床研究に発展しました[12]。1年間、尿路感染症で入院した患者を観察しました。すると

平均年齢 76.3 ± 14.9 歳という比較的高齢の集団の中で、入院時に尿路感染症と診断され血漿アンモニア濃度を測定した 67 例の検討で、高アンモニア血症を呈したのは 5 例（8.3%）。入院時の血漿アンモニア値はそれぞれ、85、101、169、216、313 μ g/dL（正常範囲は 12 ～ 66 μ g/dL）でした。高アンモニア血症を伴う症例は、伴わない症例と比し、日常生活の制限の程度（パフォーマンス・ステータス）では有意な差がありませんでした。しかし、受診時の意識レベル低下（Glasgow Coma Scale スコア）と尿閉を呈することにおいて、有意な差を認めました。高アンモニア血症を呈した 5 例すべてで、尿閉を軽減するために尿道カテーテルを留置し、抗菌薬治療を受け、高アンモニア血症は速やかに改善しました。膀胱内圧が上昇し、細菌（特にウレアーゼ産生菌）により産生された尿中アンモニアが膀胱静脈叢に吸収され、高アンモニア血症を引き起こし、意識障害を伴うことが機序として推定されています。

なお、この研究は、イタリアの肝性脳症のガイドラインに引用されています[13]。

症例報告論文が臨床研究につながり、さらにガイドラインへの引用にまでつながっています。つまり、症例報告そのものに医学研究や研究の発展のヒントがあります。

2）記録として残す

また症例報告は、学会発表の抄録や論文発表を通じてきちんと記録を残せば、自分の知らないところで沢山の人が見てくれます。また似たような経過を示す患者の診療において困っている医師が文献検索して、診療に役立ててくれます。そしてその患者にもメリットがあります。皆さんも症例で困った時に、過去に同じような報告がないか、医中誌や PubMed 等で検索していますよね！　特に自分たちが困った、苦い経験をした、難渋した経験ほど、症例報告として公に共有したい

ものです。

 論文化の意義における Tips

- 症例報告論文（ケースレポート）は臨床研究につながり、さらにガイドラインへの引用にまでつながることも。症例報告そのものに医学研究や研究の発展のヒントがある。

4-3

同意書のとり方について

1）倫理規定を把握する

　日常診療はもとより、症例報告論文を書くにあたっては、倫理的な配慮がより求められます。一方で、「学会発表できるかも！症例報告になりそう！」という症例に遭遇した途端、学術的欲求に駆られ、倫理的な配慮ができにくくなるものです。皆さんもこのような経験はありませんか？　症例報告と言えども、研究の一つです。科学的成果や社会的成果より、患者の人権や尊厳・福利は優先されます。ましてや症例報告を書きたいという研究者の欲求より優先されるのは言うまでもありません。

　研究の実施においては、『ヘルシンキ宣言』や『人を対象とする医学系研究に関する倫理指針』といった倫理規定の把握と遵守が必須です。

　1964 年に、フィンランドのヘルシンキで開催された世界医師会総会でヘルシンキ宣言が、倫理規定として採択されました[14]。ヘルシンキ宣言では人間を対象とする医学研究における倫理的原則が記載されています。また、1964 年の採択以降も定期的に修正が加えられています。日本における倫理規定は、日本国憲法、個人情報保護に関す

る各種法令、ヘルシンキ宣言等を踏まえ、文部科学省と厚生労働省から、2014 年に『人を対象とする医学系研究に関する倫理指針』が制定されています。

これらの倫理規定において、研究対象者の保護、インフォームド・コンセント、個人情報等の取り扱い、有害事象への対応の他、医学研究の目的、研究計画書や倫理審査委員会、利益相反の管理等の研究の信頼性確保、また、研究者の責務、研究終了後の責務等について規定が示されています。

ただ症例報告は、この指針でいう「研究」に該当しません[15]。とはいうものの症例報告であっても、これらの倫理規定を把握しておくことは重要です。また論文投稿にあたっては、インフォームド・コンセントも必要です。

2）研究とみなされる症例報告の例数は

では、症例報告では何例をまとめると研究とみなされるのでしょうか。このことを考えたことはありますか？　実は明確な決まりはありません。

例えば、日本消化器がん検診学会では、9 症例以下までは倫理審査は不要とし、10 例以上から倫理審査が必要としています。また、症例数に関係なく、診療の有効性・安全性を評価するなど研究性があるものは倫理審査を受ける必要があるとしています。

一方、日本プライマリ・ケア連合学会では何例以上という規定はなく、医療専門職が患者に代表される医療サービス利用者に対して、日常のヘルスケア行為を逸脱する行為を対象としており、主に臨床研究に代表されます。

実際に報告する際は、発表予定の学会、投稿予定の雑誌の規定を参

照する必要があります。学会や雑誌によっては、倫理審査に関する規定に関して言及していない場合もあります。その場合、倫理審査を必要とするかどうかは、所属施設の倫理審査委員会の判断で構いません。

　自身の所属する施設に倫理審査委員会が存在しないものの、倫理審査が必要となった場合は、外部に設置されている倫理審査委員会で倫理審査を受けることが可能です。例えば、日本プライマリ・ケア連合学会や日本医師会等のいくつかの学会・学術団体においては、自施設に倫理委員会が存在しない会員向けに倫理審査委員会を設置しています。

　また、倫理審査を必要としない場合であっても、論文中、倫理審査に関する記載を要求されることがあります。この場合は「本症例報告では、○○病院倫理審査委員会において、倫理審査は不要と判断された」等を記載すれば十分です。

3）同意書をとるタイミング

　それでは、実際にどのタイミングで、どのように同意を得るのが良いのでしょうか？

　一般的に学会発表においては、抄録登録の段階で、患者同意の有無に関して開示すれば済む程度のことがほとんどです。文書による同意を求められることはほとんどありませんし、同意を得る方法まで言及されていることはまずありません。入院中や外来受診・再診時、学会発表準備に取り掛かった際が、口頭や文書で同意を得るタイミングです。また、入院の同意書で包括的に同意を得る医療機関もあります。同意をとる方法は様々にありますが、患者の人権や尊厳・福利が重視されていることが何より大切です。

　一方で、論文投稿においては、文書による同意を必要とするジャー

ナルが多いです。「患者から文書による同意を得た」という記載だけ
でよいジャーナルもありますが、対象患者の同意書を、論文投稿時に
添付する必要のあるジャーナルが増えています。なお、患者本人が死
亡した場合、患者が認知症や意識レベル低下を来たし同意書を書けな
い場合、患者が未成年で判断能力がない場合等は親族・身元引受人が
代理で書くことは許容されます。同意書の形式は多くの雑誌で任意で
すが、British Medical Journal（BMJ）系のジャーナルでは、多言語
に対応した同意書の様式まで規定されており、日本語版もあります[16]。
この同意書は、患者に提示すべき情報が概ね記載されており、同意を
得る際の参考にできます。また、BMJ の同意書は、患者が投稿予定
の論文を読んだことを確認する項目があるため、同意を得るタイミン
グは必然的に「論文を書いてから投稿するまで」ということになりま
す。ただ毎回 reject され、次の雑誌に投稿するたびに患者に同意書
をもらうのか、というジレンマがあります。そのため、投稿予定の論
文を読んだことを確認する項目を外し、入院中あるいは退院後の外来
で同意書をもらうことが多いです。今回の経過では、学術的な意味合
いが高いこと、皆で共有して勉強に役立てる意味が大きいこと等をお
話しして、症例報告の論文作成の同意を得ています。患者・家族との
信頼関係が築けており、倫理的配慮の話をすれば拒絶されることはほ
とんどないと思います。

　私が勤める兵庫県立丹波医療センター総合内科では、友田義崇先生
より頂き済生会福岡総合病院総合診療部で使用されていた同意書（英
語）を和訳して、下記のような同意書を使用しています。各医療機関
や個々に同意書を取得される際の参考にしてください。

症例報告に関する同意書

雑誌等に症例報告を行う際に、匿名ではありますが患者様に関する情報が公表されることとなります。つきましては以下に同意を頂けましたら、ご署名をお願い申し上げます。

症例や写真をご提供頂く患者様：＿＿＿＿＿＿＿＿＿＿＿＿＿＿＿

症例や写真の内容：＿＿＿＿＿＿＿＿＿＿＿＿＿＿＿＿＿＿＿＿

症例報告のタイトル：＿＿＿＿＿＿＿＿＿＿＿＿＿＿＿＿＿＿＿

著者（担当医師）、共著者：＿＿＿＿＿＿＿＿＿＿＿＿＿＿＿＿

私＿＿＿＿＿＿＿＿＿＿は自身や子供あるいは被後見人や親戚である＿＿＿＿＿＿＿＿＿＿に関する上記の情報が雑誌に掲載されたり、論文や学会発表等に使用されることに同意致します。

下記各項目について、担当医師より説明を受け、その内容を理解しました。

（1）全ての情報は匿名で公表され、情報が特定されることがないように努めます。ただし、完全に匿名化できることは保証できません。例えば、入院中でしたら、患者様／お子様／ご親戚等お世話をされた方やご関係者様のどなたかがお気づきになられてしまうことがあるかも知れません。

（2）全世界で読むことが可能な雑誌あるいはオンライン上の記事として、情報が公開されるかも知れません。雑誌の読者は主にヘルスケアの専門家をターゲットにしていますが、ジャーナリストを含む非医療関係者が読むこともあるかも知れません。

（3）情報はウェブサイト上に掲載されるかも知れません。

（4）同意はオンライン出版前にいつでも取り下げることが可能ですが、情報が出版されてしまえばそれ以後取り下げることは出来ません。

```
                同意日：西暦      年      月      日

同意書署名：_____

代諾者署名：_____


                説明日：西暦      年      月      日

説明者署名：_____
```

 同意書における Tips

- 症例報告の論文でも患者の同意書は必要。
- 患者の経過について学術的な意味合いが高いこと、皆で共有して勉強に役立てる意味が大きいこと等を率直に話す。
- 患者・家族との信頼関係を築き、倫理的配慮をした上で同意を得る。
- 学術的欲求に駆られ、周りが見えなくならないように注意！

4-4

論文投稿先の選択について

1）論文投稿先の相談

　可能ならば高いインパクトファクター（IF）で、投稿から決断までが早く、revision や reject にかかわらず有意義なコメントをもらえるジャーナルを選択するのが良いです。でも、それは何度も投稿していないとわかりませんよね？　そのため、初めのうちは論文投稿に慣れた人に相談して投稿するのが良いでしょう。投稿先選びだけなら、共著者の役割は担いません。広く慣れた人への相談が良いです。相談する相手として、まずは職場の上司が考えられますが、慣れた上司がいない医療機関も多数あると思います。そのような場合は関連する学会で「なるほど」と感じるコメントをされている先生、あるいは有志のメーリングリスト等が考慮されます。自身が加入しているメーリングリストの利用は有効だと思いますが、私はメーリングリストの中で、投稿先の相談はほとんど見かけたことがありません。ちなみに私はJHospitalist Network（総合診療関連のメーリングリスト）、IDATEN（感染症関連のメーリングリスト）、JSEPTIC（救急集中治療関連のメーリングリスト）等のメーリングリストに加入しています。症例相談は頻繁に見かけますが、論文作成に関する投稿はほとんどなく、今後はそのような相談もありだなあと思っています。

なお、私は、自治医科大学の地域医療研究支援チーム（Clinical Research Support Team in JMU；CRST）の活動をヒントに、支援者・対象者を広げて「症例報告をしたいけど、仕方がわからないので相談したい、指導者が身近にいない」等、私が自治医科大学卒業後のへき地医療従事の時に感じたのと同じような境遇の人たちを支援すべく、2019年5月にFacebook上でクローズドグループ「症例報告（case report と clinical picture）を書こう」を立ち上げ、論文作成支援を始めました。クローズドグループですが、グループ内の誰かが招待をすると参加できます。私が発起人で、兵庫県立尼崎医療センターの片岡裕貴先生に管理者をお願いしています。2024年8月1日現在で、1,500人以上がグループに登録しています。

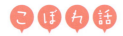

自治医科大学 CRST 活動

　自治医科大学（自治医大）は2013年4月より、臨床研究支援センターの正式な組織として、地域医療研究支援チーム（Clinical Research Support Team in JMU）通称；CRSTの活動を行い、以下の研究支援活動を行っています。

・研究デザインのアドバイス
・研究成績の英語論文化へのアドバイス
・英語論文作成のアドバイスと援助
・すでに作成した英語論文をアクセプトさせるための援助
・症例報告作成についての援助

　自治医大の教員（元教員）や卒業生を中心に、2024年8月1日現在235名が支援者として登録されています。支援対象は自治医大卒業生、自治医大内部の職員、自治医科大学部学生、自治医科大学地域臨床教育センター（6病院）勤務医師への4者です。167件の論文支援と104件の論文アクセプトがあり、論文でもその活動が報告されています[17]。

月2〜3件くらいのペースで症例報告の論文作成の相談があり、論文作成にあたって「考察の方向性をどうするか」「どのジャーナルに投稿するのが良いか」「ケースレポートにするか、クリニカルピクチャーにするか」といった内容が主です。すでに相談された症例をもとにしたケースレポートが複数、PubMed収載の英文ジャーナルに受理されています。

いろいろな医学系分野で活躍する人たちから、自身の経験も加味して「どのジャーナルに投稿するのが良いか」もアドバイスしてもらえます。

2）IF が高いジャーナルが良いか？

症例報告論文において、IFが高いジャーナルの方がより良いかというと、必ずしもそうではありません。また、高いIFのジャーナルは基準が厳しく、研究論文よりもさらに掲載のハードルが高くなります。

私が提示しました症例報告論文にできる症例（→P.141）のうち、3）二つの疾患間に予想外の関連性、4）新規の診断方法、5）新規の治療方法、予想外の治療効果、6）稀・新規の疾患・病原体であればIFが高いジャーナルへの投稿をチャレンジして良いでしょう。しかし、症例報告の場合、そもそもIFが高いジャーナルはほとんど扱っておらず、扱っていても少数のみで掲載のハードルが高いジャーナルが多いです。逆に低いIFや、IFがついていないジャーナルで、症例報告論文を多数扱っているジャーナルでは、臨床に役立つ症例報告が満載です。そもそも症例報告のみを扱う「BMJ Case Reports」などの症例報告に特化したジャーナルは、IFこそついていませんが、個々の症例報告の質はかなり高いものになっています。また、厳選された質の高い症例報告を扱うため、論文が受理（accept）される率もそれほど高くありません。症例報告においては、そもそも症例自体の経過は動かしようがありません。このため、IFの低いジャーナルに掲載されてい

るので、この症例報告論文の価値は低いということではありません。最低限 PubMed 収載誌であれば OK です。症例報告を多数掲載してくれるジャーナルの方が、論文が受理され刊行される可能性は高いです。

　ジャーナルのホームページに、投稿から決断までの期間が掲載されていることがあります。早さをうたっているジャーナルほど、ホームページに掲載していることが多いです。ただ、投稿から決断までの期間を掲載していなくても、それなりに早いジャーナルもあります。ここの判断は経験によるところが大きいので、こちらも論文投稿に慣れた人に相談するのがよいでしょう。一度や二度の投稿でジャーナルの評価をすることは難しいです。たまたま投稿症例は決断が早かった、あるいは、遅かったということもあります。私は 3 回以上投稿してから、このジャーナルはどうだったか、判断しています。

　Revision や reject にかかわらず有意義なコメントをもらえるジャーナルを投稿先に選ぶ上では、やはり複数回投稿して reject されたことがあるという経験は大きいです。Editor Kick といって査読に回らずすぐに reject される時は、ほとんどの場合コメントがつきません。投稿から決断までの期間が早いジャーナルほど、Editor Kick が多く、コメントがつかない傾向にあります。
　よって、投稿から決断までの期間が早いジャーナルと、reject されるにしても有意義なコメントをもらえるジャーナルとでは、少し相反するところがあるので、経験をもとに、両者のちょうどいい具合のジャーナルを選ぶことになります。

　また、ジャーナルによって「○○という症例が刊行されやすい」という傾向があります。病歴や身体診察、心電図や X 線といった簡易検査を重視して受け入れてくれるジャーナル（限定されますが…笑）、CT や MRI、内視鏡等の画像を中心に受け入れてくれるジャーナル、新規治療薬や手技を積極的に受け入れてくれるジャーナル等、ジャー

ナルによりいろいろな傾向があります。投稿先選びにおいては、英文校正の時に、オプションで投稿先選択候補をリスト化してくれるサービスもあります。私が比較的よく利用している英文校正会社 Editage では、ターゲットとなる読者層やジャーナルの領域、希望の IF の範囲等をもとに、3〜5つ投稿先のおすすめリストを作成してくれます（有料）。周囲に相談できる人がいなければ、そのような有料サービスを利用するのも一つの手ではあります。

講演会やワークショップでよく質問されますが、あくまで私の実例として投稿先を紹介しています。私は総合診療をベースにした背景がありますので、すべての人に適応されるわけではないことにご注意ください。また、「投稿回数や論文刊行回数が増えてくると、ある程度、傾向や好みが出てくるのだな」という程度でご理解ください。

下記は、PubMed 収載誌かつ IF がついているジャーナルです。

BMC Infectious Diseases 等の BMC 系のジャーナル
QJM: An International Journal of Medicine
Tohoku Journal of Experimental Medicine
World Journal of Clinical Cases
Internal Medicine
Journal of General and Family Medicine

以下は、IF はついていませんが、PubMed 収載誌です。

BMJ Case Reports
Clinical Case Reports
International Medical Case Reports Journal
Oxford Medical Case Reports

第 4 章　論文発表に向けて

良い論文を複数回連続で一定のジャーナルに連続して投稿していると、編集長に自分の名前を覚えてもらえます。同一ジャーナルに何編も論文が受理されたらしめたもので、そのジャーナルを集中的に利用します。ただし、質が低そうだと思う論文をそのようなジャーナルに投稿するのは避けた方が無難でしょう。それまで築いた著者と編集長の信頼が一気に失墜しかねません。

3）内容に応じた投稿先

症例報告の内容によって、投稿先のジャンルも変わってきます。
4-1 の例 5）新規の治療方法、予想外の治療効果（→ P.144）で提示した症例について考えてみましょう。

〈概要〉

生来健康な 40 歳代の女性が発熱、右下腿腫脹を主訴に受診した。右下肢蜂窩織炎と診断され治療したが経過中に、両側の下肢深部静脈血栓症を発症した。全身性エリテマトーデス（SLE）によるプロテイン S 活性低下が下肢深部静脈血栓症の原因と診断した。ヘパリン併用下で Vitamin K 拮抗薬であるワルファリンを投与し、PT-INR が十分延長した時点でヘパリンを中止するとワルファリン誘発性皮膚壊死症を発症した。プロテイン S 活性低下に加えプロテイン C 活性も低下したために発症した。この機序に関与しないリバーロキサバン内服でヘパリンを中止でき、皮膚壊死症が治癒し下肢深部静脈血栓症の治療も行えた。

この症例において、膠原病関連のジャーナルに投稿するなら、SLEによるプロテイン S 活性低下自体が珍しいということに主眼を置きます [18]。

血液関連のジャーナルに投稿するなら、両側の下肢深部静脈血栓症のスクリーニングではプロテイン S 活性低下やプロテイン C 活性の低下を確認することが必須であるという方向性になるでしょう [19]。

162

循環器関連、皮膚関連、救急関連なら、ワルファリン誘発性皮膚壊死そのものに主眼を当てることになります[20]。

書きたい内容、伝えたい内容が何なのかで投稿先のジャンルを選ぶことになります。逆に、投稿先のジャンルによって論文の持って行き方が変わります。例えば、「自分は外科医だから外科系のジャーナル」「自分は整形外科医だから整形外科系のジャーナルに投稿したい。内科や皮膚科系のジャーナルには投稿できない」等と限定する必要は一切ありません。皆さんも文献検索をする時は純粋にキーワードを入れるのであって、わざわざ「○○科系のジャーナル」というのを気にしたり限定したりして、文献検索を行いませんよね。

４）論文採択率と論文掲載料

論文が掲載されるにあたって、掲載料が必要なジャーナルがしばしばあります。国内外問わず学会が運用しているジャーナルにおいては、学会員であれば無料、非学会員であれば有料ですが、比較的低価格の掲載料で掲載が可能です。ただし、老舗の学会が運用しているジャーナルでは論文採択率が10％を切ることもしばしばあります。誌面で発行しているジャーナルでは、論文掲載数が限定的なため、内容がそこそこ良くても、いい内容だが誌面の都合で reject されるという悲しい結果が返ってくることも往々にしてあります。これらのジャーナルも当然、オンライン上で論文を掲載します。無論、内容が本当に良ければもちろん受理されます。

オンライン上での論文掲載を主とするジャーナルの中には、オープンアクセスできるよう論文執筆者が料金を払ってオープンにするかクローズドにするかを選択するジャーナルや、完全にオープンで誰でもアクセスできるようにしているジャーナルがあります。

第4章　論文発表に向けて

　オープンアクセスの場合、多くの読者が論文を閲覧できます。

　逆にクローズドアクセスの場合は契約している大学・医療機関等の組織なら自由に閲覧できたり、閲覧者が料金を支払って閲覧したりすることになります。

　このうち、オープンアクセスジャーナルは学術ジャーナルのうち、オンライン上で無料かつ制約なしで閲覧可能な状態に置かれているものを指します。論文掲載料は様々ですが、10 ～ 30 万円程度が相場でしょうか。オープンアクセスジャーナルは誌面の制約がないため、良い論文はどんどん掲載されます。といっても論文採択率は 30 ～ 50 ％程度といった印象です。オープンアクセスジャーナルは、制約がなく閲覧可能な状態のため、世の中の診療に役立ったり、被引用文献として利用されたりする可能性が高くなります。

　論文採択率と論文掲載料の狭間で、やはりジレンマが生じます。参考までに先述のジャーナルの論文掲載料を**表1**にお示しします。

表1．各ジャーナルの論文掲載料

ジャーナル名	論文掲載料
QJM:An International Journal of Medicine	クローズドアクセス選択時無料 オープンアクセス選択時 3,323 ポンド
Tohoku Journal of Experimental Medicine	40,000 円／ページ
World Journal of Clinical Cases	2,633 ドル
Internal Medicine	学会員無料　非学会員 300 ドル
BMC Infectious Diseases	2,990 ドル
Journal of General and Family Medicine	学会員 1,000　非学会員 1,250 ドル
BMJ Case Reports	投稿には Fellow（年会費 345 ポンド）であることが必要 クローズドアクセス選択時無料 オープンアクセス選択時 499 ポンド

International Medical Case Reports Journal	2,990 ドル
Oxford Medical Case Reports	1,103 ドル
Clinical Case Reports	1,730 ドル

注2：2024年8月時点の内容。変動することがあり、必ず論文投稿時に確認してください。

　論文掲載にかかる費用をどれだけ準備できるか、論文執筆にあたりどこを目指すかで、ジャーナルの選択が変わってきます。費用は、所属大学の講座や所属医療機関で論文掲載料の補助がどれだけ出るか（どれだけ自腹を切る必要があるか）で選択肢も変わってきます。また、科学研究費助成事業等（科研費）の研究費取得は、研究や論文作成にあたり、重要な資金源となるのは言うまでもありません。

　目指すところが、学位取得のためにどうしても論文が受理される必要がある場合、初めての論文執筆でどうしても通したい場合は、多少の高い論文掲載料には目をつむり、投稿から決断までの期間が早く、論文採択率が高いジャーナルを目指すことをおすすめします。背に腹は変えられません。逆に時間がかかってもよいので、できるだけ料金がかからない、低料金で、ということであれば、自分が学会員である日本国内のジャーナル等が選択肢になります（なお、学会誌でも日本国内のジャーナルは概ね査読がかなり早いです）。

　支払い方法がドル・ポンド・ユーロの中で選択できるジャーナルがあります。姑息ですが、その場合は円換算の相場が一番安い通貨を利用し、少しでも出費を抑えることも考えましょう。近年、軒並み論文掲載料が高騰しており、論文掲載料もばかになりません。

　投稿先がある程度決まれば、そのジャーナルの投稿規定を確認します。そもそも症例報告論文を採用するジャーナルであることが大前提

です。そして、Abstractの字数制限が英語何wordsなのか、また、Introduction、Case Presentation、Discussion、Conclusionにおいても「英語何wordsまで」「Referenceとする論文は何本まで」「画像や表は計何個まで」という規定があります。投稿規定に沿って論文を書いていきますが、初回の投稿で受理されないことの方が多いです。多少の制限はオーバーしても良いので、まずは書いてみて、その後投稿するジャーナルの規定に合わせて調整、もしrejectされたらその都度、次の投稿規定に合わせて各制限内に収めるという作業を行います。

ケースレポートは扱っていないものの、Letterという形式で症例報告を扱ってくれるジャーナルもあります。IFの高いジャーナルでも扱ってくれる論文は意外とあるので、狙い目かもしれません（ただし、やはり採択率は低く、words数やreference数の制限が厳しいですが）。

 投稿先の選択についての Tips

- インパクトファクター（IF）が高く、投稿から決断までの期間が早く、rejectされるにしても有意義なコメントをもらえるジャーナルが良い。しかしこれらは相反するところがあり、投稿したことがある経験者に聞くのが良い。
- メーリングリストやFacebookのクローズドグループで経験者に相談するのも良い。

4-5

論文を書いてみましょう！
どの部分から書きますか？

１）私の執筆順

　論文の構成は、Abstract、Introduction、Case Presentation、Discussion、Conclusion からなることが多いです。なお、Introduction が Background という名称であったり、Conclusion が Discussion の中に含まれていたりすることもあります。

　では、論文をどこから書き始めるのが良いでしょうか？　明確な答えはありません。Case Presentation が書きやすい、とっつきやすいということで、Case Presentation から書き始める人もいるでしょう。一番重要な Discussion、そして Conclusion を先に書く人もいるでしょう。臨床研究の論文の場合、臨床雑誌内科「明日から使える！　臨床英語論文の書き方書かせ方（第11回）これまでの連載を振り返って（Q & A）」[21] の中で、内科の様々な領域の、論文執筆及び執筆指導のエキスパートが、論文はどこから書くかを記載した連載のまとめが行われています。「一番重要な Table と Figure から書き始めて、Abstract を最後に」というエキスパートが最も多い結果でした。次に多かったのは「Methods から書き始めて、やはり Abstract を最後に書く」という結果でした。

症例報告でもこのようなエキスパートの意見集が欲しいのですが、残念ながら見つけられませんでした。症例報告の場合、学会発表した時点で、特に緒言を置いた時点で、症例報告の論文の骨格がほぼできあがっています。そのため、Introduction → Case Presentation → Discussion → Conclusion という順で容易に書けると考えます。

しかし、学会発表と症例報告論文で方向性を変える場合には、新たな Discussion を構築する必要があり、少しここに手間がかかります。

また、4-6（→ P.171）で本文の書き方を詳しく解説しますが、症例報告論文を書き始める際に、報告内容の骨格として、論文の方向性の軸となる第1新規性と第2新規性（アイデア新規性）、その医学的な意味合い（臨床的有用性）を最初に決め、そのことを軸にして論文を展開していきます。すると、おのずと Introduction → Case Presentation と比較的容易に文章が進められ、最後に Discussion → Conclusion に時間を割けます。これが私のやり方です。Abstract は全体が整った最後に書くといいでしょう。

2）Introduction

Introduction は「これまで○○がわかっているが（known）、今回、△△が知られていなかった（unknown）ので、報告します」という説明になります。

3）Discussion

Discussion は「今回このような新規性があった」ということを示し、そのことを説明する論理的な構成になります。

Introduction は Discussion と内容があまりかぶらず、Discussion 部分の新規性と比して、対になるような形が望ましいです。そのため、一旦 Discussion が書き終わった後でその内容を吟味し、うまく対に

なるよう、Introduction の書き方を少し変える、あるいは補強の追記
をする、ということは十分あり得ます。

4）References

　私は、References は本文を書きながら随時記載しています。文字を
並べる単純作業ですので、後でまとめて行うと文献を間違えて引用し
てしまう可能性があります。また、時に孫引きされている references
の論文の本文を見てみると、引用されている内容と全く異なる論文で
あることがあります。引用文献の孫引きで本文を確認せず、延々と間
違った引用論文を鵜呑みにし、それが繰り返し引用されていることも
あります。引用文献の孫引きで、本文を確認する作業は必須です。

5）Abstract

　Introduction、Case Presentation、Discussion、Conclusion ができ
あがったら、最後に Abstract を書きます。PubMed でも多くの論文
で Abstract だけはすぐに読めます。このため、Abstract に本文の内
容を凝縮する必要があります。雑誌により Abstract の文字数はまち
まちですが、Abstract では、本文の主要な内容をうまく反映させな
ければなりません。

論文の各部分を書く順番についての Tips

- Introduction → Case Presentation → Discussion → Conclusion の順で書くのが基本。
- Discussion が書き終わった後でその内容を吟味し、うまく対になるよう、Introduction の書き方を少し変える。
- Abstract は、本文の主要な内容をうまく反映させ、最後に書く。

4-6

論文を書いてみましょう！実際の本文の書き方について

先の 4-5（→ P.167）でも書きましたが、論文の構成で主要部分は、Abstract、Introduction、Case presentation、Discussion、Conclusion からなることが多いです。

原著論文の構成（structure）に比べれば、症例報告論文の structure は自由度が高く、ことに Discussion 部分には相当のバリエーションがあり得ます。

私が提示した論文化できそうな症例（→ P.141）の4）新規の診断方法、5）新規の治療方法、予想外の治療効果、6）稀・新規の疾患・病原体においては、新規性があり、その根拠がはっきりし、内容が素晴らしければ、どのように書こうが受け入れられます。そのため、新規発見や通常の医学概念を覆す内容が記載された画期的な症例報告論文においては、常識を逸脱した構成で書かれた論文もあります。しかし通常は、それほど画期的な症例に遭遇しません。画期的ではない通常の症例報告論文においては、まずは「型」にはめて書いてみることが論文受理の近道となります。書き慣れてくれば「型破り」を企てても構いません。皆さん、千利休の「規矩作法守りつくして破るとも、離るるとても本（もと）を忘るな」という言葉をご存じでしょうか？「守破離」の3段階です。初学者のうちは基本を徹底的にたたきこむ

ことが重要です。

　「症例報告論文のstructure」は「二つわかった法」[22]を参考にして、以下のstructureを考案しました。

　まず、論文作成には、何より新規性が重要です。新規性（第1新規性）を追求するのが第一で、もう一つ同じような新規性（第2新規性）があれば、素晴らしい論文となります。しかし、第1新規性はあっても、第2新規性まであることは、そう多くはありません。そのため、第2新規性については、「第1新規性があるので、何が臨床的に有用か（＝第2新規性）」を記載します。第1新規性の確保を行うことは論文受理のためには必要不可欠ですが、それだけで論文を終わらせてはいけません。

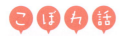

守破離について

　千利休（**注3**）「規矩作法守りつくして破るとも、離るるとても本（もと）を忘るな」

　「規矩」は規則や規範、決まりごとのことです。

　【守】 まず、無意識にできるまで基本を徹底的に習得する（基本の域）
　【破】 次第に基本を破り、応用（転用）できるようになる（応用の域）
　【離】 ついには、枠を離れて自分なりの境地を創造する（創造の域）

の3段階からなります。しかし、根源の精神（基本精神）は決して忘れないことが重要です。型がある人間が型を破ると「型破り」と言いますが、そもそも型がない人間が型を破ったら「形無し」です〔無着成恭（**注4**）〕。千利休と無着成恭も基本の型を徹底的に習得することを説いています。医学においても論文作成についても同様のことが言えると思います。

注3：千利休は戦国時代から安土桃山時代にかけての茶道家。わび茶の完成者。
注4：無着成恭は1927年生まれ、禅宗の僧侶で日本の教育者。

「臨床的に重要」「ここを知っていると、陥りやすい落とし穴にはまらずに済む」「稀な病態ではなくて、どこにでも存在する落とし穴かもしれない」「あなたの身近に潜んでいるかも」といった方向へ導くように展開します。そして「〇〇だから、この報告は臨床的に価値がある」という方向性に持って行きます。これがアイデア新規性＝第2新規性です。Specific（第1新規性）から General（第2新規性）に広げます。

　症例報告論文の structure を考える際に、報告内容の骨格となる第1新規性と第2新規性（アイデア新規性）、その医学的な意味合い（臨床的有用性）を最初に決め、そのことを軸に論文を展開して行きます。まずこの論文の方向性の軸の設定を行うことが最も重要です。
　それでは、例を示します。論文の方向性の軸の設定です。

〈例示1〉

Kosami K, Kenzaka T, Sagara Y, Minami K, Matsumura M. Clinically mild encephalitis/encephalopathy with a reversible splenial lesion caused by methicillin-sensitive Staphylococcus aureus bacteremia with toxic shock syndrome: a case report. BMC Infect Dis. 2016; 16: 160.

〈論文の方向性の軸の設定〉
第1新規性：可逆性脳梁膨大部病変を伴う軽症脳炎／脳症（clinically mild encephalitis/encephalopathy with a reversible splenial lesion；MERS）の原因が黄色ブドウ球菌菌血症による toxic shock syndrome だった。
第2新規性：toxic shock syndrome は様々な症状を来たすがその存在を知って注意深く全身的な評価を行うことが必要である。
臨床的有用性：本報告が世界で初めてであるが、toxic shock syndrome に併存する MERS の可能性を無視できない。toxic shock

syndrome の時に頭部 MRI を施行すれば、MERS に特徴的な信号変化があるかもしれない。

〈例示 2 〉

> Yamamoto T, Kenzaka T, Mizuki S, Nakashima Y, Kou H, Maruo M, Akita H. An extremely rare case of tubo-ovarian abscesses involving corynebacterium striatum as causative agent. BMC Infect Dis. 2016; 16: 527.

〈論文の方向性の軸の設定〉

第 1 新規性：卵管卵巣膿瘍の起炎菌として極めて稀な *Corynebacterium striatum* が検出された。

第 2 新規性（＝「臨床的有用性」）：尋常性乾癬等の皮膚バリアが脆弱化した症例や皮膚汚染が強い症例においては、*Corynebacterium* 属やメチシリン耐性黄色ブドウ球菌（MRSA）を考慮に入れた、バンコマイシンを含む抗菌薬のレジメンを推奨。

　上記の個々の論文の軸の設定に基づいた、Introduction、Case presentation、Discussion、Abstract の structure とその実際の書き方について、例を示しながら解説していきます。

1 ）Introduction

　Introduction は、第 1 新規性に関する既知のこと・標準的なことを書きます（known）。第 2 新規性も第 1 新規性同様に新規性の高いことや稀有性があれば、第 2 新規性に関する既知のこと・標準的なことも known として書きます。ここで注意すべきことはあまりに common な knowledge を known に据えないことです。

　例えば、「市中肺炎は細菌感染によって起こる」のような内容です。

しかし、対象とする事象を示す用語になじみが薄いならば、Introduction で述べます。「RS3PE 症候群（remitting seronegative symmetricalsynovitis with pitting edema）は、1985 年に Mc Carty らが最初に報告した疾患概念で、高齢発症で「remitting」「seronegative」（rheumatoid factor：RF 陰性）「symmetrical」「synovitis with pitting edema」、つまり手背足背の圧痕浮腫を伴う滑膜炎を特徴とする稀な疾患である」のような形で、Introduction で示します。

そして、次に当該論文で提示する内容に関連して、どこが通常と違っているのか「〇〇が知られていなかったために（unknown）報告に値するので、報告します」という説明になります。症例報告では、通常、この unknown は第 1 新規性に関する記述となります（unknown ≒第 1 新規性に関する記述）が、第 2 新規性も第 1 新規性同様に新規性の高いことや稀有性があれば、そのことについても unknown で触れます。一方、第 2 新規性が、アイデア新規性、価値判断＝臨床的有用性であれば、そこについては、unknown として触れる必要はありません。

投稿するジャーナルに応じて known の間口は変化させるのが良いでしょう。

ここで、4-1 の 5）新規の治療方法、予想外の治療効果（→ P.144）で示した症例で説明をします。

膠原病関連のジャーナルに投稿するなら、全身性エリテマトーデスの症状や検査所見の一般論を known に示し、稀にプロテイン S 活性が低下することがあるということを unknown とします。

血液関連のジャーナルに投稿するなら、両側の下肢深部静脈血栓を来たす場合、基礎疾患が隠れている可能性があるということを known に示し、稀にプロテイン S 活性の低下により生じうるという

ことを unknown とします。

　循環器関連のジャーナルであるならば、ワルファリンは静脈血栓に一般的に使用される薬剤であるが、合併症として○○、△△があることを known に示し、稀にワルファリン誘発性皮膚壊死があることを unknown とします。

　症例報告を論文化する場合、型にはめた Introduction 部分の structure のまとめは以下のようになります。

・第 1 新規性に関する既知のこと・標準的なことをも known として書きます。
・次に、今回提示する内容について、どこが通常と違っているのか、○○が知られていなかったために（unknown）報告に値するので報告しますという説明を行います（unknown ≒ 第 1 新規性に関する記述）。

　では、〈例示 1〉〈例示 2〉を具体的にみていきましょう。

〈例示 1〉
　第 1 新規性として「可逆性脳梁膨大部病変を伴う軽症脳炎／脳症（clinically mild encephalitis/encephalopathy with a reversible splenial lesion; MERS）の原因が黄色ブドウ球菌菌血症による toxic shock syndrome だった」ことを論文の軸として書いた症例です。

Introduction
(ピンク色文字は *known*、茶色文字は *unknown* に相当)

　可逆性脳梁膨大部病変を伴う軽症脳炎／脳症（clinically mild encephalitis/encephalopathy with a reversible splenial lesion; MERS）は、ウイルス感染、細菌感染、薬剤、代謝・電解質異常、外傷等の様々な病態に伴い発症する。症状は、発熱後1週以内に異常言動、意識障害、けいれん等で発症し、多くは神経症状発症後10日以内に後遺症なく回復する。

　それは、神経学的症状（例：意識障害、構音障害）によって特徴づけられる（→ known；特になじみが薄いので、一般的な事柄の説明をしています）。

　MERSを来たすウイルス感染症では、インフルエンザウイルス、アデノウイルス、ムンプスウイルス、水痘帯状疱疹ウイルス、ロタウイルス、麻疹ウイルス、A型肝炎ウイルス等が知られており、細菌感染症では、大腸菌、レジオネラ菌、マイコプラズマが報告されている（→ known；この箇所はより深い内容での known です）。

　黄色ブドウ球菌は MERS の非常に稀な原因である。さらに、Toxic Shock Syndrome（TSS）に伴う MERS の報告はない（→ unknown）。

　黄色ブドウ球菌菌血症、TSS に可逆性脳梁膨大部病変を伴う脳症を合併した極めて稀な1例を経験したので報告する（→ unknown ＝第1新規性）。

〈例示2〉

　第1新規性として「卵管卵巣膿瘍の起炎菌として極めて稀な *Corynebacterium striatum* が検出された」ことを論文の軸として書いた症例です。

第 4 章　論文発表に向けて

Introduction
(ピンク色文字は *known*、茶色文字は *unknown* に相当)

　卵管卵巣膿瘍は、卵管や卵巣の他に、隣接した骨盤内臓器を巻き込んだ炎症性腫瘤であり、生殖年齢の女性において、子宮体部・膣から上行性の感染で生じることが一般的である（→ known；一般的な事柄の説明をしています。特になじみが薄いかは読み手によりますが、感染症系のジャーナルに投稿しており、記載しています。産婦人科系のジャーナルなら不要かもしれません）。

　原因微生物として、*Escherichia coli*，*aerobic streptococci*，*Bacteroides fragilis*，*Prevotella spp*，*Peptostreptococcus sp*，*Haemophilus influenzae* 等による複数の菌による混合感染であることが一般的である（→この箇所はより深い内容での known）。今回、起炎菌として極めて稀な *Corynebacterium striatum* による卵管卵巣膿瘍の症例を提示する（→ unknown ＝第 1 新規性）。

2）Case

　研究での原著論文の Materials and Methods と Results に相当する部分です。しかし、書き方は全く異なります。原著論文では結果の再現性（reproducibility）が科学の核心となりますので、他の研究者が実験を再現できるようにできるだけ詳しく書くことが求められます。つまり、行ったことはほとんどすべて詳細に記載する必要があります。

　しかし、症例報告論文の Case 部分では再現性は全く要求されません。「症例」はその患者だけで、一期一会、only one ですので、再現性は存在しません。

　私が提示しました論文化できそうな症例（→ P.141）の 1）ある疾患で症状・所見・経過が新規、2）副作用、薬剤相互作用が新規、であれば論文になりますが、その解釈は、当然その症例固有の偶然によ

178

るものでないことが求められます。そのため「アイデア新規性」「臨床的有用性」といった一般化できる臨床的メッセージが求められます。

　論文は General → Specific と症例を絞り込み、今度はその症例から得られた「アイデア」を Specific → General へと、臨床医学への有用性・発展に持って行くことが求められます。症例報告の「症例」は only one のものです。そこに「再現性」はありませんが、general meaning（何が有用か？　何が新規アイデアか？）には当然、一般化できる臨床的メッセージが求められます。その一般化できる臨床的メッセージが大きければ大きいほど、その症例報告の significance（意義）は大きくなります。

　ですので、Case 部分には、第 1 新規性や第 2 新規性（アイデア新規性）、臨床的有用性（その意味付けや価値判断）と関連の薄いことを「ごちゃごちゃ細かく書かない」のがコツです。

　症例検討会で出すような資料をそのまま Case として使用しません。よくある臨床推論の勉強会では、pertinent negative（その症例で有用な陰性所見）や pertinent positive（その症例で有用な陽性所見）以外にも、病歴聴取や身体所見から得られた様々な情報を提示します。その中でどの情報が、診断において、より specific で有用かを考え選別してもらう作業をします。思考力を鍛えるためのカンファレンスでは、何がキーとなる所見かを認識するのは非常に重要で、そのための鍛錬でいろいろな所見を提示します。しかし、論文の Case 部分は臨床推論の勉強会をしているわけではありません。

　例えば『New England Journal of Medicine』の Case Record of Massachusetts General Hospital のような書き方は、症例報告論文には不要です。この目的は「症例の経過を過不足なく述べて、鑑別診断を考え、診療方法を議論するための一助に供する」であり、Case report ではなく、Case record です。症例報告論文の Case 部分に「鑑別診断を否定するためのデータ」を全部書く必然性はなく、むしろそれは論文の新規性を薄める余計な情報です。

Case 部分では、significant な所見のみを提示し、Discussion 部分で「アイデア新規性」「臨床的有用性」の展開へとつながる内容にします。

このため、症例報告論文作成時に決めた、第1新規性と第2新規性（アイデア新規性）、臨床的有用性（その意味付けや価値判断）を軸にして、文脈構成上、重要な事項は全部書きます。逆に、文脈構成上、論文の軸と無関係な部分のデータは全部削除します。間違えてはいけないのは、重要な事項は全部書く必要があります。Case 部分で出てこない臨床情報を、いきなり Discussion 部分で、〇〇という所見があったので「アイデア新規性」「臨床的有用性」がある、と述べるのは NG です。

もし書いていない症状・所見・経過で、査読者の指摘や要望があれば、その段階で追記すれば OK です。あくまで Discussion 部分では、論文内容の骨格となる第1新規性と第2新規性、臨床的有用性を軸にして必要な情報だけを、できるだけ短く書きます。

実際に査読をしている立場からすると、症例提示の情報があまりに細か過ぎると、査読する気が失せていきます。重要な事項を全部、かつ簡潔に書いてもらうのが、査読しやすい症例報告論文です。なお査読後、追加で欲しい情報は「この情報はどうだったか」と、再投稿時点で求められます。

症例の新規性（第1新規性と第2新規性の両者）が医学的に何を語りかけ、何が真の significance なのかわかっていないと良い「Case 部分」は書けません。ここは臨床能力とプレゼンテーション能力（表現力）が試されるアートな部分です。

180

なお、BMJ case reports では標準フォーマットが決まっています（**表2**）。

表2. BMJ case reports の標準フォーマット

Background	Introduction に相当
CASE PRESENTATION（★）	現病歴・既往歴・薬剤使用歴等の入院や外来診察に至るまでの経過
INVESTIGATIONS If relevant（★）	身体所見、血液尿検査所見、CT・MRI、エコー、内視鏡等の画像検査等
DIFFERENTIAL DIAGNOSIS If relevant（★）	診断及び鑑別診断
TREATMENT If relevant（★）	治療経過
OUTCOME AND FOLLOW-UP（★）	治療後の長期経過
DISCUSSION Include a very brief review of similar published cases	Discussion、Conclusion に相当
LEARNING POINTS/TAKE HOME MESSAGES 3-5 bullet points	第1新規性と第2新規性を含む、この症例でわかったことと臨床的有用性を含むその意味付け（価値判断）に相当する箇所の抽出

　BMJ case reports の標準フォーマットに準じて、型に当てはめた「症例報告の Case 部分の structure」は次の通りです。

　上記の表の★部分が Case 部分になり、これらを**表3**の１）、２）、３）、４）、５）の順で記載すれば間違いないでしょう。そして先述のように、この Case 部分の中で、論文の軸を考えた文脈構成上、重要な詳細事項は全部書きます。逆に、文脈上と無関係な詳細データは全部削除します。例えば、CASE PRESENTATION の中でも不要な既往歴は省きますし、INVESTIGATIONS の中でも不要な CT 所見や内視鏡所見は省きます。あくまで「Case の structure をこのようにしましょう」ということです。

第4章　論文発表に向けて

表3．症例報告の Case の structure（注5）

1）CASE PRESENTATION	現病歴・既往歴・薬剤使用歴等の入院や外来診察に至るまでの経過
2）INVESTIGATIONS	身体所見、血液尿検査所見、CT・MRI、エコー、内視鏡等の画像検査等
3）DIFFERENTIAL DIAGNOSIS	診断及び鑑別診断
4）TREATMENT	治療経過
5）OUTCOME AND FOLLOW-UP	治療後の長期経過

注5：例示ではわかりやすく、どの部分が CASE PRESENTATION、INVESTIGATIONS、DIFFERENTIAL DIAGNOSIS、TREATMENT、OUTCOME AND FOLLOW-UP に該当するか示していますが、本文中にはこれらの部分の説明は不要です（BMJ case reports は例外で、部分ごとの内容を区切って提示します）。

では、実際に例示します。

〈例示1〉

　本症例の第1新規性として「可逆性脳梁膨大部病変を伴う軽症脳炎／脳症（clinically mild encephalitis/encephalopathy with a reversible splenial lesion; MERS）の原因が黄色ブドウ球菌菌血症による toxic shock syndrome だった」こと、第2新規性（アイデア新規性）として「TSS は様々な症状を来たすがその存在を知って注意深く全身的な評価を行うことが必要である」ということです。以下は第1新規性、第2新規性を軸として考えた文脈構成をした Case です。

Case
（ピンク色文字は特に重要、茶色文字は削除可を示す。Table や Figure は割愛）

CASE PRESENTATION：

　45 歳の日本人女性。進行乳癌（TNM 分類、T4N0M0、臨床病期Ⅲ b）に対し 5th-line の化学療法が開始された。入院 11 日前、皮下トンネル型中心静脈カテーテル（ポート）を留置され、ビノレルビン点滴を開始された。入院 4 日前にビノレルビン点滴を受けた。

　入院 2 日前にポート挿入部の疼痛・発赤・熱感が出現し、38℃台の発熱を伴ったため救急外来を受診した。中心静脈カテーテル関連感染症の診断で乳腺科に入院し、ポートを抜去の上、ピペラシリン・タゾバクタムの点滴を開始された。

　入院第 2 病日、意識障害、下肢脱力、構音障害が出現。頭部単純 MRI で脳梁膨大部に拡散強調画像で高信号を認めた。脳梗塞を疑われヘパリン点滴を開始の上、総合診療内科に転科した。

INVESTIGATIONS：

　入院第 2 病日で神経学的症状が出現した時のバイタルサインは、血圧：109/63 mmHg、脈拍：96/ 分・整、呼吸数：26/ 分、体温：39.5℃、Glasgow Coma Scale score：13 だった。神経学的症状の評価は意識障害のために困難であったが明らかな麻痺は認められなかった。結膜には充血あり。鎖骨下にはポート挿入部の疼痛・発赤・熱感の皮膚所見を認めたが、それ以外の皮膚、肺、心臓、及び腹部の異常は認めなかった。臨床検査の結果は次に示す通りで、白血球数 400/ μ L、Hb 9.9 g/dL、血小板 6.2 × 10^4/ μ L、BUN 15 mg/dL、クレアチニン 0.69 mg/dL、AST 48 U/L、ALT 26 U/L、LDH 353 U/L、CK 1859 U/L、Na 130 mEq/L、K 3.3 mEq/L、CRP 13.5 mg/dL だった（Table 1）。頭部単純 MRI は拡散強調画像法（Figure 1）で脳梁膨大部病変に卵形の高信号病変を認めた。

DIFFERENTIAL DIAGNOSIS & TREATMENT：

　カテーテル関連血流感染による発熱後に神経症状が突然発生したため、MRI の所見は敗血症性塞栓または脳梗塞が考慮された。可逆性脳梁膨大部病変を伴う軽症脳炎／脳症（clinically mild encephalitis/encephalopathy with a reversible splenial lesion; MERS）も鑑別に挙がった。

　同日に、グラム陽性球菌が血液培養で検出され、ピペラシリン / タゾバクタムはセフェピムとバンコマイシンに変更した。入院 4 日目に、

血液培養でメチシリン感受性黄色ブドウ球菌（MSSA）が検出された。（ナフシリンとオキサシリンは中枢神経系の MSSA 関連疾患の最初の選択肢だが日本では利用できないため）セフェピムは 8 時間ごとに 2 g で投与した。

TREATMENT & OUTCOME：（MERS に関すること）

患者の精神状態の変化と構音障害は徐々に改善した。発症から 7 日後の入院 9 日目に撮像した頭部 MRI で脳梁膨大部病変にあった卵形の高信号病変は完全に消失していたため（Figure 2）、MERS と診断した。

TREATMENT & OUTCOME：（TSS に関すること）

入院 2 日目に結膜充血、また、3 日目に皮膚全体の紅斑が出現した。AST、ALT、CK のピーク値はそれぞれ 137 U/L（入院 8 日目）、88 U/L（入院 4 日目）、及び 11,240 U/L（入院 8 日目）であった。結膜充血や皮膚紅斑は 8 日目頃から消退傾向となり、発症 2 週間後に手指に落屑を生じた。血液培養で検出された MSSA 株は、TSST-1 を産生していた。低血圧は認めなかったが、発熱（体温 38.9℃以上）、紅斑、落屑、CK 上昇、肝機能障害、血小板減少症、精神状態の変化から Toxic Shock Syndrome（TSS）と診断した。

OUTCOME AND FOLLOW-UP：

入院 12 日目に、薬疹のためにセフェピムをバンコマイシン＋セフトリアキソンに切り替えた。さらに入院 15 日目に、抗菌薬をセファゾリン単剤に切り替えた。これは、以下の理由による。（ⅰ）髄液培養は陰性、（ⅱ）頭部 MRI の異常な所見は MERS によるものであり、（ⅲ）多臓器病変は TSS によるものだった。このため、抗菌薬の脳脊髄液への移行を考慮する必要がないと結論づけた。

Figure 3 には、入院後の臨床経過を示す。経食道心エコー検査で異常は認められなかった。さらに、頸部、胸部、腹部、及び骨盤部の造影 CT において、敗血症性塞栓は検出されなかった。血液培養の陰性結果を確認後、抗菌薬治療は計 4 週間継続した。6 ヵ月のフォローアップでは、血液培養の再度の陽性化や意識障害、構音障害といった神経学的異常は認めていない。

第 1 新規性、第 2 新規性を軸として考えた文脈構成を踏まえて、Case 部分の取捨選択を検討しますと、次のようになります。

・乳癌術後と化学療法の話が長々されているが、ビノレルビン点滴による MERS でないことの説明のために必要。

・ポートのこともいろいろ書いてあるが、黄色ブドウ球菌の侵入門戸であり、TSS の話をするためには絶対に削除できない。

・乳腺外科に入院したことや総合診療科に転科したのは個別の話で症例の経過には不要で削除。

・頭部単純 MRI 所見・神経所見は本症例の診断根拠となる重要所見。

・TSS の話をするにあたり、バイタルサインや意識レベル、結膜や皮膚所見は重要所見。

・ナフシリンやオキサシリンがないという日本の医療事情は削除可能。ただし海外からの査読では抗菌薬の選択について問われることがある。このため査読後に追加した項目である。

・症状の経過と MRI 再検のタイミング・結果は極めて重要事項。

・AST、ALT、CK のピーク値は TSS の診断のために重要。

・TSS の診断基準にある各種症状は重要事項。また、血圧低下はなかったが、病態学的評価を加えた診断のために、MSSA 株が TSST-1 を産生していることは重要。ただしこれを測定していない場合も臨床的に診断可。
・一般的には経過はすべて時系列通りに示すのが良い。しかし、MERS と TSS という 2 つの稀な病態の経過を個々に明示するため MERS と TSS とに、あえて分けて記載している。

第 4 章　論文発表に向けて

- 入院 12 日目以降の抗菌薬の切り替えについてはあまり詳述する必要はなし。削除検討の箇所。ただし、査読で、抗菌薬の選択・変更理由について問われたため、査読後に追加した項目である。

- 主訴や現病歴は削る理由がなければできるだけ残したい。ただ文字数の制限やあまりに Discussion 部分と乖離すれば削除可。

- 治療後の経過も削る理由がなければできるだけ残すのが原則である。

〈例示 2 〉

　本症例の第 1 新規性として「卵管卵巣膿瘍の起炎菌として極めて稀な *Corynebacterium striatum* が検出された」こと。第 2 新規性（ = 臨床的有用性）として、卵管卵巣膿瘍の初期治療は Cefoxitin とドキシサイクリンの併用、Cefotetan とドキシサイクリンの併用、クリンダマイシンとゲンタマイシンの併用、アンピシリンとクリンダマイシンとゲンタマイシンの 3 剤併用、アンピシリン・スルバクタムとドキシサイクリンの併用のいずれかが first-line として推奨されているが「尋常性乾癬等の皮膚バリアが脆弱化した症例や皮膚汚染が強い症例においては、*Corynebacterium* 属やメチシリン耐性黄色ブドウ球菌（MRSA）を考慮に入れた、バンコマイシンを含む抗菌薬のレジメンを推奨」することです。第 1 新規性、第 2 新規性を軸として考えた文脈構成をした Case は以下の通りです。

Case
（ピンク色文字は特に重要、茶色文字は削除可を示す。*Table* や *Figure* は割愛）

CASE PRESENTATION：

53 歳女性が腹痛、悪寒、悪心を主訴に救急外来を受診した。

既往歴として、尋常性乾癬を 42 歳で診断された。治療は継続、自己中断を繰り返しており、この半年は治療を受けていない。半年前に皮膚科を受診した時の尋常性乾癬像を示す（Figure 1）。また、2 型糖尿病（30 歳頃に診断）・高血圧があり加療中で、52 歳時には不安定狭心症に対して経皮的冠動脈形成術を施行されている。また 52 歳時に右卵巣嚢腫を指摘されている。

48 歳時に閉経しており、最近の性交渉歴はない。妊娠分娩歴：1 経妊 1 経産で、帝王切開で分娩している。

現病歴として、来院 3 日前から腹部膨満感と腹痛を自覚した。来院 2 日前に痛みが左下腹部へ移動し限局した。来院当日より、悪寒及び悪心が出現した。症状が持続するため、救急車を要請し、当院救急外来へ搬送された。

INVESTIGATIONS：

受診時、体温：40.1℃、血圧：98/65 mmHg、脈拍：108/ 分・整、呼吸数：16/ 分、SpO$_2$：98％（room air）であった。身長 150.7 cm、体重 86.8 kg、body mass index：38.2。身体所見では、左下腹部から側腹部にかけて圧痛を認めたが、明らかな腹膜刺激徴候は認めなかった。コントロール不良の尋常性乾癬を認め、10 日以上入浴していないため、皮膚は汚染されている。

入院時の血液検査所見を Table 1 に示す。白血球 5,480/ μL、好中球 92％、CRP 20.3 mg/dL、プロカルシトニン 2.41 ng/mL、BUN 22.2 mg/dL、Cr 1.99 mg/dL であった。

腹部－骨盤部 CT では左付属器領域に周囲に脂肪識濃度上昇を伴う 38 × 44 × 68 mm の腫瘤を認め、左付属器の感染を疑う所見であった（Figure 2a）。

骨盤部 MRI では T2 強調画像で左付属器に液面形成を伴い、周囲には浮腫状様変化を認め、卵巣膿瘍を疑う所見であった（Figure 2b）。

DIFFERENTIAL DIAGNOSIS & TREATMENT：

入院時、DIC の所見と末梢循環不全、腎機能障害を認める状態であり、集中治療室での管理とした。卵管卵巣膿瘍による重症敗血症と考えられ、メロペネム 1 ｇ 12 時間毎＋バンコマイシン 1 ｇ 24 時間毎＋ミノサ

イクリン 100 mg 12 時間毎のレジメンでエンピリック治療を開始した。入院後の経過で、循環動態が破綻し、昇圧剤が必要となった。尿量も低下し、腎機能は増悪し、昇圧剤使用下でも徐々に血圧維持が困難な状況となった。入院第 2 病日に血液培養で培養陽性の報告があった。敗血症性ショックの診断の下、感染源コントロールのため、入院第 2 病日に緊急開腹手術を行った。

　左卵巣から卵管を巻き込むように膿瘍が形成されており、左付属器切除術を行った。破裂所見は認めなかったが、左付属器周囲に大腸の強固な癒着を認めた。Figure 3 に摘出標本の肉眼所見を示す。左卵巣実質を主座とし、周囲付属器（卵管采を含む）に及ぶ病変を認め、広範囲に、好中球主体の炎症性細胞のびまん性浸潤が緻密にあり、所々に大小の膿瘍を形成し、一部嚢胞化を示していた。卵巣膿瘍に矛盾しない所見で、悪性所見は認められなかった。

　血液培養では *Prevotella.sp*、卵巣膿瘍培養から *Prevotella.sp.* 及び *C. striatum*、膣分泌物培養及び会陰部の皮膚汚染から *C. striatum* が検出された。*C. striatum* は、API Coryne identification panel（bioMerieux, Marcy l' Etoile, France）を用いて同定した。

　また、膣分泌物のクラミジア・トラコマチス抗原は陰性であった。*Prevotella.sp.* 及び *C. striatum* による混合感染と考えた。メロペネムをアンピシリン・スルバクタム 3 g 8 時間毎に変更し、*C. striatum* に対してバンコマイシンは継続、クラミジア感染も否定できなかったためにミノサイクリンも継続とした。手術後は徐々に血行動態が安定し、尿量も徐々に増加。腎機能も改善した。入院第 15 病日には集中治療室から一般病棟へと移った。経過表を Figure 4 に示す。第 7 病日に採取した血液培養にて陰性化を確認し、抗菌薬は血液培養陰性化確認から 14 日間投与した。

OUTCOME AND FOLLOW-UP：

　リハビリテーションや血糖コントロールを行い、入院第 45 病日に退院した。現在、退院後 6 ヵ月を経過するが再燃は認めていない。

　第 1 新規性、第 2 新規性を軸として考えた文脈構成を踏まえて Case の取捨選択を検討しますと、次のようになります。

- 既往歴が少し長いが、コントロール不良の尋常性乾癬による皮膚バリアの脆弱性、糖尿病による易感染性は、基礎疾患として重要である。

- 高血圧や不安定狭心症に対して経皮的冠動脈形成術を施行されていることは重要ではなく、削除しても良い。

- 卵管卵巣膿瘍では性交渉歴は必要である。

- 最終的に敗血症性ショックになっており、来院時のバイタルサインは必要。背景状態を示すのに BMI は有用。入浴していない状態が長く続いていることも重要。

- 他の身体所見はたいして重要でないので、削除可能。

- 血液検査所見は重要なもののみ示す。指示があれば Table に他の一般的な検査結果を示す。

- 画像所見で卵管卵巣膿瘍に関する所見は極めて重要。例えば腎のう胞のような、他のマイナーな所見は一切不要。胸部 CT を撮影していてもあえて提示する必要なし。

- 最終的に抗菌薬の初期選択について新規性を示したいので、どの抗菌薬をどれくらいの量で使用したかは重要。

- 敗血症性ショックであるが、ノルアドレナリンをどのくらいの量で投与したかや初期輸液量等の詳述は不要。ハイドロコルチゾンの使用の有無の考察も不要。苦労して治療したことは論文上では一切不要！

- 培養所見でどの培養から何が培養されたかは、侵入門戸を議論する上で必要。

- 入院第 15 病日には集中治療室から一般病棟へと移ったことは削除可能。

第4章　論文発表に向けて

・主訴や現病歴、治療後の経過は削る理由がなければできるだけ残したい。ただ文字数の制限やあまりに Discussion 部分と乖離すれば削除可能。本症例では残した。一方、例えば、不明熱等の診断困難例でいろいろな医療機関を訪れ、様々な検査を繰り返しされていた等は削ることを考慮。

3）Discussion

　基本的には原著論文の Discussion と同じですが、症例報告論文では Discussion 部分の自由度が非常に高いことが異なります。また、症例報告論文は一期一会の症例であり、only one です。「このような検査はしていない」とか「家族歴がわからないから遺伝性疾患の可能性は否定できない」等、論じていたらきりがありません。

　また症例報告論文を、Case を紹介しながら疾患解説を行う「症例から学ぶ診療ノート」にしてはいけません。Discussion において、その疾患についての疫学・頻度、症状・所見、診断のための検査、診断・鑑別診断、治療、予後とすべて網羅していくのはナンセンスです。

　あくまで、Specific な「第 1 新規性」、その新規性を「稀有」に閉じ込めず General 化する、すなわち、アイデア新規性・臨床的有用性（第 2 新規性）を前面に押し出し、一般化できる臨床的メッセージを打ち出すことに重点を置いて Discussion を記載していくことが大切です。Specific な「第 1 新規性」と「第 2 新規性」があれば、2 つの新規性を前面に出しつつ、最後には、臨床的有用性や一般化できる臨床的メッセージを提示します。

　Introduction は Discussion と内容があまりかぶらず、Discussion 部分の新規性と対になるような形が望ましいです。

　Introduction は第 1 新規性に関する既知のこと・標準的なことを known として書いた上で、「今回〇〇があり（≒ unknown）、報告する」という形になります。unknown は第 1 新規性に関する記述となります。

そして、Discussion の冒頭で、今回の報告内容（unknown）とその考察を、すなわち具体的に何がどのように第 1 新規性であるか、また、その第 1 新規性にはどのような一般的有用性（第 2 新規性）があるかを述べます。

　なお、第 2 新規性は、臨床的有用性と同一内容でも構いません。

　症例報告論文で、型に当てはめた Discussion 部分の structure のまとめは以下のようになります。

・最初のパラグラフで、今回の報告において、具体的に何がどのように第 1 新規性があり、その第 1 新規性にはどのような臨床的有用性（第 2 新規性）があるかを述べます。第 2 新規性が第 1 新規性と同様に新規性の高いことや稀有性のあることであれば、第 2 新規性についても、その点触れます。
・次のパラグラフで第 1 新規性の意義づけとその理由について述べます。
・その次のパラグラフで第 2 新規性の意義づけとその理由について述べます。同じパラグラフ、または、次のパラグラフで臨床的有用性について述べます。第 2 新規性（アイデア新規性）≒臨床的有用性の場合はまとめて述べます。第 1 新規性と第 2 新規性との関連性についての言及もここで行います。
・最後に Conclusion として、第 1 新規性、第 2 新規性とその意義づけ、臨床的有用性についてまとめます。

〈例示 1 〉
　本症例の Discussion 部分における第 1 新規性は「黄色ブドウ球菌菌血症による TSS の経過で MERS を併発した、つまり、MERS の原因が黄色ブドウ球菌菌血症による TSS だった」こと。第 2 新規性は、「TSS は様々な症状を来たすがその存在を知って注意深く全身的な評価を行うことが必要である」ことです。そして、臨床的有用性は「toxic shock syndrome の時に頭部 MRI を施行すれば、MERS に特徴的な信号変化があるかもしれない」ことです。これらを軸にして論文の

第 4 章　論文発表に向けて

Discussion の展開を行っていきます。

Discussion
（*第 1 新規性はピンク色文字*、*第 2 新規性は茶色文字*、臨床的有用性は
波線）

第 1 新規性：
　我々は TSS を伴う黄色ブドウ球菌菌血症による MERS の稀なケー
スを経験した。検索し得た限り、過去、黄色ブドウ球菌によって引き
起こされた MERS の症例は、本症例以外に 1 例のみであり、TSS を伴
う MERS の報告はこの症例が世界で初めてである。

第 1 新規性の意義づけ：
　MRI は脳梁膨大部病変を明らかにできるため、MERS の診断に寄与
する。Doherty 等によって報告された症例では、病変は DWI 上で拡散
の減少として現れ、ADC 値が低く、1 ヵ月以内に消失した。我々の症
例の放射線学的所見は、MERS に典型的だった。急性散在性脳脊髄炎
（ADEM）は、感染後脳症の鑑別診断となる。我々の症例では、脳梁
膨大部病変は 1 週間で完全に消失したため、ADEM は除外された。他
の鑑別診断には、虚血、可逆性後頭葉白質脳症（Posterior reversible
encephalopathy syndrome）、びまん性軸索損傷、多発性硬化症、水頭
症、Marchiafava-Bignami disease、悪性リンパ腫、橋中心髄鞘崩壊等
が含まれる。しかし、すべてが臨床的に除外された。

第 2 新規性：
　我々が提示した患者は、MSSA によるカテーテル関連血流感染症を
来たした。本症例は低血圧及び胃腸症状を除くすべての診断基準を満
たしたため、TSS と診断した。TSS は様々な症状を来たすが、血圧低
下が起こらないこともある。TSS の存在を知って注意深く全身的な評
価を行うことが必要である。

第 1 新規性と第 2 新規性との関連について：

　TSS は、黄色ブドウ球菌外毒素による多臓器障害を特徴としている。ブドウ球菌外毒素は、一度に複数の T 細胞を活性化し、大量のサイトカイン産生をもたらす。活性化された T 細胞は IL-1、IL-2、TNF-α、TNF-β、及び IFN-γ を大量に放出し、TSS をもたらす。MERS のメカニズムは不明だが、可逆性病変部位に一致した髄鞘内の一過性のエネルギー代謝及びイオン交換障害が起こり、髄鞘の空砲化や髄鞘内浮腫を来たしていると推定されている。TSS のサイトカインカスケードによって引き起こされる炎症性浸潤は、MERS の病因に関与していると推測される。

臨床的有用性について：

　TSS に合併する MERS は非常に稀であるが、ブドウ球菌の外毒素は MERS を引き起こす可能性がある。本症例ではショック状態がなかったために頭部 MRI を安全に施行できた。しかし通常、TSS はショック状態で全身状態が悪く、MRI が施行できない場合が多い。したがって、本報告が世界で初めての報告であるが、TSS に併存する MERS の可能性を無視できない。TSS 時に頭部 MRI を施行すれば、MERS に特徴的な信号変化があるかもしれない。

Conclusion：（第 1 新規性、第 2 新規性とその意義づけ、臨床的有用性についてのまとめ）

　TSS を伴う黄色ブドウ球菌菌血症に合併する MERS の世界初の症例を報告した（第 1 新規性）。TSS 患者が神経症状を呈する場合、MERS を考慮する必要がある（第 2 新規性＝臨床的有用性）。

〈例示 2 〉

　本症例の Discussion 部分における第 1 新規性は「卵管卵巣膿瘍の起炎菌として極めて稀な *Corynebacterium striatum* が検出された」ことです。第 2 新規性（＝臨床的有用性）は「尋常性乾癬等の皮膚バリアが脆弱化した症例や皮膚汚染が強い症例においては、*Corynebacterium* 属やメチシリン耐性黄色ブドウ球菌（MRSA）を考慮に入れたバンコマイシンを含む抗菌薬のレジメンを推奨」すること

です。これらを軸にして論文の Discussion の展開を行っていきます。

Discussion
（*第 1 新規性はピンク色文字*、*第 2 新規性は茶色文字*、*臨床的有用性は波線*）

第 1 新規性：

　起炎菌として極めて稀な *Corynebacterium striatum* による Tubo-ovarian abscesses 症例を提示した。感染経路は、皮膚から腟を介した上行性感染と考えられた。

　卵管卵巣膿瘍の感染経路は腟からの上行性感染、その他、血行性・リンパ行性等の下行性感染、女性付属器手術後、腹腔内感染の波及等が考えられる。一般的な起炎菌として *Escherichia coli*, *aerobic streptococci*, *Bacteroides fragilis*, *Prevotella*, *Peptostreptococcus* のような他の嫌気性菌等が挙げられる。稀なケースとして、*Candida species*, *Pasteurella multocida*, *Salmonellae species*, *S. pneumoniae* 等が挙げられる。稀に免疫不全者で結核の報告がある。我々が検索できた範囲では、*Corynebacterium* 属による卵管卵巣膿瘍の報告はなく、本症例が世界で初めての報告である。

第 1 新規性の意義づけ：

　本症例では、卵巣膿瘍、腟分泌物、会陰部の皮膚汚染の各培養から同様に、*C. striatum* が検出された。また、尋常性乾癬により皮膚バリアが脆弱化し、長期間入浴していなかったことによる皮膚や会陰部周囲の汚染が強かった。これらより、皮膚常在菌である *C. striatum* が上行性感染による経路を介し、卵管卵巣膿瘍の形成に至ったと考えられた。*Corynebacterium* 属細菌は、主に皮膚や上気道の常在菌として知られており、臨床現場では一般細菌培養検査結果で、喀痰や鼻腔からの検体においては *Corynebacterium sp.* と報告され、薬剤感受性検査も行われることが少ないのが現状である。また、血液培養から検出された場合でも患者の臨床症状が乏しければ、検体採取時のコンタミネーションと解釈されることもある。しかし *C. striatum* は、日和見感染症や菌交代症として、気道感染、創感染、感染性心内膜炎、尿路感染等にも関与しているとして注目されている。

第 2 新規性とその意義づけ：

　通常、卵管卵巣膿瘍の初期治療は、骨盤内炎症性疾患に準じて、上記の頻度の高い原因微生物及び性感染症を来たす病原体（*N. gonorrhoeae* と *C. trachomatis*）をカバーするレジメンが推奨されている。具体的には Cefoxitin とドキシサイクリンの併用、Cefotetan とドキシサイクリンの併用、クリンダマイシンとゲンタマイシンの併用、アンピシリンとクリンダマイシンとゲンタマイシンの 3 剤併用、アンピシリン・スルバクタムとドキシサイクリンの併用のいずれかが first-line として推奨されている。また、抗菌薬単独で治療が有効な症例は約 70％との報告もあり、Table 2 に示すように手術適応を考慮する必要がある。今回の症例では、重症敗血症を伴う卵管卵巣膿瘍との判断で、初期治療より広域なスペクトラムを念頭に、メロペネム、ミノサイクリンに加え、バンコマイシンも使用した。結果的に *Prevotella. sp.* に加え、*C. striatum* もカバーしたレジメンになっていた。また、血行動態が破綻し敗血症性ショックに至ったため、緊急手術を行ったことが、治療上有効であった。しかし、上記の first-line に沿ったレジメンでは *C. striatum* に対応できていなかった。

臨床的有用性及び第 1 新規性と第 2 新規性（＝臨床的有用性）との関連について：

　本症例のように、尋常性乾癬を伴う症例や、その他の皮膚疾患で、皮膚バリアが脆弱化した症例や皮膚汚染が強い症例においては、*Corynebacterium* 属やメチシリン耐性黄色ブドウ球菌（MRSA）を考慮に入れた、バンコマイシンを含む抗菌薬のレジメンが必要と考えられる。

Conclusion：（第 1 新規性、第 2 新規性とその意義づけ、臨床的有用性についてのまとめ）

　本症例は、世界で初めての *Corynebacterium* 属（*C. striatum*）による卵管卵巣膿瘍の報告である（第 1 新規性）。尋常性乾癬をはじめ、バリアが脆弱化し汚染された皮膚を持つ患者では、*Corynebacterium* 属も原因微生物として考慮したバンコマイシンを含む抗菌薬のレジメンをエンピリックに使用することが重要である（第 2 新規性＝臨床的有用性）。

第4章　論文発表に向けて

　新規性の提示の仕方の参考として、私たちが書いた論文における、第1新規性と第2新規性について表に示します（**表4**）。

表4．第1新規性と第2新規性の例

論文名	第1新規性	第2新規性（臨床的有用性）
Kenzaka T, et al. Positron emission tomography scan can be a reassuring tool to treat difficult cases of infective endocarditis. J Nucl Cardiol 2011; 18: 741-743.	人工弁・人工血管置換術後の感染性心内膜炎の診断にPETが有用であった。	人工弁・人工血管置換術後の感染性心内膜炎の治療経過の確認にPETが有用であった。
Kumabe A, et al. A rare case of anasarca caused by infiltration of the pituitary gland by diffuse large B-cell lymphoma. BMC Endocr Disord. 2015; 15: 10.	悪性リンパ腫の下垂体浸潤により全身性浮腫を来たした症例を経験した。	中枢性甲状腺機能低下症を伴う下垂体病変は、浮腫の鑑別診断の1つである。アキレス腱反射の弛緩相の遅延や圧痕性浮腫と非圧痕性浮腫の混在といった身体診察が診断に有効だった。
Kadoya Y, et al. Prostatic abscess in a patient with ST-elevation myocardial infarction: a case report. BMC Cardiovasc Disord. 2016; 16: 48.	ST上昇型急性心筋梗塞の経過中に前立腺膿瘍を来たした症例を経験した。	尿道カテーテル等の不要な人工物は早期に抜去すべきである。
Yahata S, et al. Intractable hiccups caused by esophageal diverticular candidiasis in an immunocompetent adult: a case report. Int Med Case Rep J. 2017; 10: 47-50.	食道カンジダが誘因となった難治性吃逆の症例を経験した。	免疫不全のない患者でも難治性吃逆の原因として食道カンジダを考慮する必要がある。
Yamamoto T, et al. A case report of myocarditis combined with hepatitis caused by herpes simplex virus. BMC Cardiovasc Disord. 2018; 18: 134.	単純ヘルペスウイルスによる心筋炎及び肝炎の症例を経験した。	単純ヘルペスウイルスを含むウイルス感染では多臓器障害を来たすことがある。多臓器障害の存在を意識することが重要である。
Goda K, et al. Two cases of pneumococcal spondylitis in the same household: a case report. BMC Infect Dis. 2018; 18: 666.	肺炎球菌による菌血症と化膿性脊椎炎の夫婦間の同時発生の症例を経験した。	肺炎球菌は近親者に伝播するため、肺炎球菌感染患者の近親者が発熱した場合は、肺炎球菌感染の可能性を考慮する。

4）Abstract

4-5（→ P.167）でも書きましたが、論文の構成で主要部分は、Introduction、Case presentation、Discussion、Conclusion からなることが多いですが、Abstract は全体が整った最後に書くことを推奨します。

それは Abstract だけしか読まない読者（臨床医）は非常に多いからです。皆さんもそうではないですか？ 皆さん、十分な時間がありません。また、PubMed 収載誌を検索すると、Abstract だけは検索結果より読むことができます。料金を払って購入することが必要なクローズドアクセスの論文でも、多くの場合は Abstract だけは読むことができます。Abstract は最も読まれる部分です。そのため、本文内容を必要かつ十分に、そして簡潔にまとめて書く必要があります。Abstract の記載には全力を注ぎましょう。

Abstract の書き方ですが、第 1 文は Introduction として、第 1 新規性に関する既知のこと・標準的なことを known として、第 2 文は unknown ＝第 1 新規性に関連することを書きます。いきなり「○歳の男性」のように Case 部分から書き出してはいけません。Case は、今回の新規性を示す重要事項のみを書きます。最後は、必ず第 1 新規性と第 2 新規性（＝臨床的有用性）を書きます。Case の重要な内容を書かずに「○○の疾患を経験したので報告する」で終わらせてはいけません。また「稀有性」のみを強調し過ぎてもいけません。あくまで「臨床的有用性」を強調しますが、第 1 新規性が何なのかをわかりやすく書きます。

Abstract は Introduction、Case presentation、Conclusion に分けて書くジャーナルもあれば、パラグラフ分けをしないジャーナルもあり、投稿規定に沿います。また Abstract の字数が英語何 words なの

かが決まっているわけですし、Abstract だけしか読まない読者（臨床医）が多いので、最後の文章は本文の Conclusion と同一内容とすべきです（注6）。

注6：Abstract の字数制限は 100 ～ 300words まで様々で、投稿規定に沿った記載をします。Abstract の Conclusion の部分は、基本的に本文中の Conclusion とほぼ同様の内容となります。文字数の関係で多少表現を変えることはありますが、言いたいことは第1新規性と第2新規性ないし臨床的有用性になります。

　症例報告論文で、型に当てはめた Abstract 部分の structure のまとめは以下のようになります。

・第1新規性に関する既知・標準的なことをまず書きます（known）。次に、第2文は unknown ＝第1新規性に関連することを書きます。
・Case では今回の新規性を示す重要事項のみを簡潔に書きます。
・最後は、必ず第1新規性と第2新規性（＝臨床的有用性）を書きます。本文の Conclusion とできるだけ同一内容にします。

〈例示1〉

Known は MERS の一般論、unknown（＝第1新規性）は「黄色ブドウ球菌菌血症による TSS の経過で MERS を併発した、つまり、MERS の原因が黄色ブドウ球菌菌血症による TSS だった」ことになります。第2新規性は、「TSS は様々な症状を来たすが、その存在を知って注意深く全身的な評価を行うことが必要である」ということです。これらを軸にして論文の Abstract を作成していきます。

Abstract
（*ピンク色文字は known、茶色文字は unknown に相当＝第1新規性に関連すること、第1新規性は太線、臨床的有用性は波線*）

Background（投稿先の規定で Introduction ではなく）：
　可逆性脳梁膨大部病変を伴う軽症脳炎／脳症（clinically mild

encephalitis/encephalopathy with a reversible splenial lesion; MERS）は、様々な病理学的要因によって引き起こされますが（→ known）、細菌による脳症は稀です（→ unknown ＝第1新規性に関連）。

Case presentation：

　進行乳癌の化学療法中で、皮下トンネル型中心静脈カテーテル（ポート）の感染による発熱の直後に精神状態の変化と構音障害を発症した45歳の日本人女性の症例を報告する。血液培養で黄色ブドウ球菌が検出された。MRIは、脳梁膨大部に信号変化を示した。低血圧は認めなかったが、発熱（体温38.9℃以上）、精神状態の変化、紅斑、落屑、血小板減少、肝機能障害、クレアチンホスホキナーゼの上昇を認め、Toxic Shock Syndrome（TSS）と診断した。抗菌薬治療により患者の神経症状は徐々に改善した。脳梁膨大部の病変は、症状発症7日目のMRIで完全消失した。

Conclusion：

　TSS を伴う黄色ブドウ球菌菌血症に合併する MERS の世界初の症例を報告した（第1新規性）。TSS 患者が神経症状を呈する場合、MERS を考慮する必要がある（第2新規性＝臨床的有用性）。

〈例示2〉

Known は卵管卵巣膿瘍の一般論、unknown（＝第1新規性）「卵管卵巣膿瘍の起炎菌として極めて稀な *Corynebacterium striatum* が検出された」ことです。第2新規性（＝臨床的有用性）は「尋常性乾癬等の皮膚バリアが脆弱化した症例や皮膚汚染が強い症例においては、*Corynebacterium* 属やメチシリン耐性黄色ブドウ球菌（MRSA）を考慮に入れた、バンコマイシンを含む抗菌薬のレジメンを推奨」することです。これらを軸にして論文の Abstract を作成していきます。

第 4 章　論文発表に向けて

Abstract
（パラグラフ分けなし、ピンク色文字は *known*、茶色文字は *unknown* に相当＝第 1 新規性に関連すること、第 1 新規性は太線、臨床的有用性は波線）

　卵管卵巣膿瘍は様々な細菌感染によって起こるが（→ known）、*Corynebacterium striatum* による卵管卵巣膿瘍は極めて稀である（→ unknown ＝第 1 新規性）（以降は Conclusion に対応する部分のみを要約した Case presentation）。

　53 歳女性。既往にコントロール不良の尋常性乾癬と糖尿病がある。腹痛、悪寒、悪心を主訴に救急外来を受診した。骨盤部の画像検査より、卵管卵巣膿瘍による敗血症性ショックと診断した。抗菌薬治療に加え、緊急開腹手術で左付属器切除術を行い状態は改善した。血液培養で *Prevotella. sp.*、卵巣膿瘍培養で *Prevotella. sp.* 及び *C. striatum*、膣分泌物培養及び会陰部の皮膚汚染から *C. striatum* が検出され、起炎菌と診断した。尋常性乾癬で脆弱化し汚染された皮膚から *C. striatum* が上行性感染による経路で卵管卵巣膿瘍を形成したと考えられた（→ Conclusion）。本症例は、既報にはない *Corynebacterium striatum* による卵管卵巣膿瘍の報告である（第 1 新規性）。尋常性乾癬をはじめ、バリアが脆弱化し汚染された皮膚を持つ患者では、*Corynebacterium* 属も原因微生物として考慮したバンコマイシンを含む抗菌薬のレジメンをエンピリックに使用することが重要である（第 2 新規性＝臨床的有用性）。

　以上、実際の本文の書き方について、例を示しながら解説しました。学会発表した症例をもとに、是非実際に自分で論文を書いてみましょう！　まずは「型」に当てはめて、自分で書いてみることが大切です。

論文を書く方法の Tips

- 報告内容の骨格となる第 1 新規性と第 2 新規性（アイデア新規性）、臨床的有用性（その意味付けや価値判断）を最初に決め、そのことを軸にして論文を展開していく。

- Introduction は、まず第 1 新規性に関する既知のこと・標準的なことを書く（known）。次に、○○が通常と違っているのか、△△が知られていなかったために（unknown）報告に値することを書く。この unknown は第 1 新規性に関する記述となる。

- Case には、論文内容の骨格となる、第 1 新規性と第 2 新規性（アイデア新規性）、臨床的有用性（その意味付けや価値判断）を軸にして必要な情報だけを書き、できるだけ短く書く。関連の薄いことを「ごちゃごちゃ細かく書かない」。

- Discussion 部分では、論文内容の骨格となる、第 1 新規性と第 2 新規性（アイデア新規性）、臨床的有用性（その意味付けや価値判断）を軸にして必要な情報だけを書き、できるだけ短く書く。

  最初のパラグラフは、今回の報告の第 1 新規性、また、その第 1 新規性にはどのような臨床的有用性（第 2 新規性）があるかを述べる。

  次のパラグラフで第 1 新規性の意義づけとその理由について述べる。

  その次のパラグラフで第 2 新規性の意義づけとその理由について述べる。

  同じパラグラフ、次のパラグラフで臨床的有用性について述べる。第 2 新規性（アイデア新規性）≒臨床的有用性の場合はまとめて述べる。第 1 新規性と第 2 新規性との関連性についても言及する。

  Conclusion として、第 1 新規性、第 2 新規性とその意義づけ、臨床的有用性についてまとめる。

- Abstract の Conclusion 部分は、基本的には本文中の Conclusion とほぼ同様の内容で。Abstract だけしか読まない読者（臨床医）が多いので、同一内容とすべき。

······················· コラム ·······················

査読してわかるいろいろな論文

　年間 50 前後の学術論文の査読を行っています。また、日本プライマリ・ケア連合学会の英文誌 Journal of General and Family Medicine の編集委員に就いています。このため、論文の査読をしていると実にいろいろな論文を目にします。

　一般論も含め Introduction が、やたら長い論文もあります。査読者の立場でいうと Introduction はさっと読み流す部分なので、あまりに冗長なものは査読する気が失せます。Introduction は Discussion と内容があまりかぶらず、Discussion 部分の新規性と対になるような形が望ましいです。

　Case については、論文の Case 部分は臨床推論の勉強会に出すような不要な所見も全部出している論文がある一方で、Discussion 部分の新規性に対応する重要な事項について、多くが欠落している論文もあります。査読で過不足を指摘することになります。

　Discussion は査読の上で、一番重要視する箇所です。この論文の新規性が何なのかを明示する必要があります。提示した症例の鑑別や治療方針についていろいろと記述して、結局この症例の新規性が何なのか不明で、非常にわかりにくいものがあります。また Discussion の展開で、Specific → General へと医学への有用性・発展に持って行く段階で、論理が飛躍していたり、因果関係が言えないのに無理矢理関係性を求めたりしている論文があります。Discussion は査読の上で、一番重要視する箇所です。ここが不十分だと一発で reject になる論文となります。

4-7

論文を書いてみましょう！
タイトルのつけ方

1）良いタイトルとは

　「名は体を表す」ということわざがありますが、タイトルは本文内容をより的確に示した内容にしましょう。皆さんは PubMed で検索したら、Abstract を見る前にまずタイトルを見ますよね。タイトルが目的とする検索内容と異なっていれば、Abstract を見ないことが多いと思います。逆にタイトルが目的の内容の可能性があれば、Abstract まで読んで目的の内容に合致するか判断します。タイトルはまさに、論文のアクセスマップのようなものです。タイトルが本文内容を的確に示していれば、比較的容易に目的の論文にたどり着けます。一方でタイトルが本文内容を十分に示していなければ、目的の論文になかなかたどり着けません。

　4-5（→ P.167）で、論文はどの部分から書くかを記載しました。Introduction、Case Presentation、Discussion、Conclusion ができあがったら、最後に Abstract を書きます。そして、内容がそろったところで最後にタイトルを考えて作成します。

　良いタイトルに関する私の考え方は、以下の通りです。

第 4 章　論文発表に向けて

❶ 第 1 新規性を前面に押し出し、できるだけ論文内容がわかる
❷ 重要なキーワード、論文の売りをタイトルに入れる（できれ
　　ば文頭が良いがこだわり過ぎない）
❸ できるだけ短くする
❹ 名詞で終了する（文章タイトルや疑問文タイトルはできるだ
　　け避ける）

4-6 では、「二つわかった法」（→ P.172）を参考に考案した「症例
報告論文の structure」（→ P.200-201）を提示し、第 1 新規性と第
2 新規性ないし臨床的有用性を示しましょう、と言ってきました。タ
イトルをつける時は「第 1 新規性」かつ（and）「第 2 新規性ないし
臨床的有用性」というタイトルのつけ方ではなく、**表 5** の 4 点が良い
でしょう。

表 5．良いタイトルに関する私の考え方

❶ 第 1 新規性のみを全面的に出したタイトルで良いです。もちろん、第 1 新規性だけでなく第 2 新規性も医学的に純粋に新規性が高ければ両方タイトルに入れて構いません。第 2 新規性が臨床的有用性の意味合いが強いのであれば、無理にタイトルに入れる必要はありません。
❷ ❶第 1 新規性とかぶることもありますが、論文の売りとなるような重要なキーワードは必ずタイトルに入れましょう。
❸ タイトルはだらだらと長いものにせず、できるだけ短くしましょう。
❹ 文章タイトルや疑問文タイトルはできるだけ避けて名詞で終了しましょう。

❷の重要なキーワードや論文の売りを文頭に持ってくることができ
れば、なお良いですが、これは「できれば」の話です。文頭に持って
くることを意識し過ぎると、英文としてしっくりこないタイトルにな
ることがあります。あくまで「できれば」の話で、重要なキーワード、
論文の売りがタイトルに入っていれば十分だと考えます。

4-6 の〈例示 1〉〈例示 2〉の症例のタイトルについて考えてみましょ
う（→ P.173-174）。

〈例示 1 〉

　第 1 新規性は「黄色ブドウ球菌菌血症による toxic shock syndrome の経過で可逆性脳梁膨大部病変を伴う軽症脳炎／脳症（clinically mild encephalitis/encephalopathy with a reversible splenial lesion; MERS）を併発した、つまり、MERS の原因が黄色ブドウ球菌菌血症による toxic shock syndrome だった」こと。

　第 2 新規性は「toxic shock syndrome は様々な症状を来たすがその存在を知って注意深く全身的な評価を行うことが必要である」でした。

　臨床的有用性は「本報告が世界で初めてであるが、toxic shock syndrome に併存する MERS の可能性を無視できない。toxic shock syndrome の時に頭部 MRI を施行すれば、MERS に特徴的な信号変化があるかもしれない」というものでした。

　それでは、**表 5** の 4 点（→ P.204）を踏まえて解説していきます。

　❶ の第 1 新規性である、「黄色ブドウ球菌菌血症による toxic shock syndrome の経過で可逆性脳梁膨大部病変を伴う軽症脳炎／脳症（clinically mild encephalitis/encephalopathy with a reversible splenial lesion; MERS）を併発した、つまり、MERS の原因が黄色ブドウ球菌菌血症による toxic shock syndrome だった」ことを前面に押し出します。

　❷ の重要なキーワードは、MERS、黄色ブドウ球菌菌血症、toxic shock syndrome ですが、優先順位は MERS > toxic shock syndrome >黄色ブドウ球菌菌血症、あるいは MERS > toxic shock syndrome ＝黄色ブドウ球菌菌血症と考えました。

　そこで、❸ のできるだけ短く、❹ の名詞で終了することも勘案し、下記のようなタイトルにしました。

第 4 章　論文発表に向けて

> Clinically mild encephalitis/encephalopathy with a reversible splenial lesion caused by methicillin-sensitive *Staphylococcus aureus* bacteremia with toxic shock syndrome: a case report.

　並びが toxic shock syndrome、黄色ブドウ球菌菌血症の順に出てくるタイトルだったらなお良かったかもしれませんが、一番重要なキーワードである MERS は最初に持ってきています。

　そして、黄色ブドウ球菌菌血症による toxic shock syndrome で MERS を来たした症例ですので、❶の第 1 新規性を前面に押し出し、できるだけ論文内容がわかるタイトルのつけ方で最も重要な条件を満たしています。ここでは第 1 新規性のみを前面に押し出し、第 2 新規性や臨床的有用性については、一切触れていません。

〈例示 2 〉

　第 1 新規性は「卵管卵巣膿瘍の起炎菌として極めて稀な *Corynebacterium striatum* が検出された」ことでした。

　第 2 新規性・臨床的有用性は「尋常性乾癬等の皮膚バリアが脆弱化した症例や皮膚汚染が強い症例においては、*Corynebacterium* 属やメチシリン耐性黄色ブドウ球菌（MRSA）を考慮に入れた、バンコマイシンを含む抗菌薬のレジメンを推奨」することです。

　こちらも、表 5 の 4 点（→ P.204）を踏まえて解説していきます。

　この症例のタイトルも、❶の第 1 新規性である「卵管卵巣膿瘍の起炎菌として極めて稀な *Corynebacterium striatum* が検出された」を前面に押し出しましょう。❷の重要なキーワードは、卵管卵巣膿瘍と *Corynebacterium striatum* です。また、❸のできるだけ短く、❹の名詞で終了することも勘案し、以下のタイトルにしました。

> An extremely rare case of tubo-ovarian abscesses involving *Corynebacterium striatum* as causative agent.

　このタイトルも、第1新規性のみを前面に押し出し、第2新規性や臨床的有用性については、一切触れていません。

　重要なキーワード、論文の売りを文頭に持ってこようとすると、タイトルとして、

> *Corynebacterium striatum* as a causative agent of tubo-ovarian abscesses: an extremely rare case report.

あたりがいいのかもしれません。しかし、重要なキーワードを文頭に持ってくることを意識し過ぎると、英文としてしっくりきませんでした。そのため、前者のようなタイトルにしました。重要なキーワード、論文の売りがタイトルに入っていれば十分だと考えます。文頭に持ってくることは「できれば」の話で、無理に文頭に持ってきて英文としてしっくりこないタイトルになることは避けましょう。

　タイトルは投稿段階の途中で、変更することもよくあります。

　例えば、1-4 の例 6 の「査読者の指摘が大いに役立った症例」で示した、88 歳の成人スティル病の症例です（→ P.27）。
　当初、第1新規性として「成人スティル病の治療中に、IL-18 は順調に低下したものの Neopterin が上昇したことが、結核の診断につながった。サイトカインを経時的に測定したことが診断に寄与した」といった内容で初回論文投稿を行いました。タイトルは以下の通りです。

> Diagnosis and Treatment of Adult-Onset Still's Disease with Pulmonary Tuberculosis Based on Cytokine Profiling: A Case Report

　ところが査読者から、文献を引用し、肺結核と Neopterin の関係について記載するように指示がありました。これに基づき、第1新規性は、「IL-18 は順調に低下し成人スティル病の治療経過が順調であるにもかかわらず、Neopterin 濃度が上昇していたことが肺結核の診断の契機となった」と内容を改めました。

　査読後、つけたタイトルは以下の通りです。

> Profiling inflammatory cytokines is useful to diagnose and treat for patients with adult-onset Still's disease complicated with pulmonary tuberculosis: A Case Report

　しかし、このタイトルでは、**表5**の❸のできるだけ短くという原則から外れます。また査読者にもっと❶の第1新規性を前面に押し出し、できるだけ論文内容がわかるタイトルに変更しなさいという指摘を受けました。
　そこで、❷の重要なキーワード、論文の売りをタイトルに入れるという原則より、重要なキーワードである「IL-18、Neopterin」「成人スティル病」さらには「経時的にプロファイリングしたこと」を入れ、❸のできるだけ短く、❹の名詞で終了することもある程度意識し、最終的に、下記のようなタイトルにしました。

> Effectiveness of Profiling Serum IL-18 and Neopterin in Diagnosis of Adult-Onset Still's Disease Complicated by Pulmonary Tuberculosis: A Case Report

投稿段階の途中で、論文の内容・方向性が変われば、タイトルを変えることを嫌がってはいけません。また査読の過程で、査読者から「タイトルを変更しなさい」、あるいは「これの方が良い」と指摘を受けることもあります。提案されたタイトルが、❶の第1新規性を前面に押し出し、できるだけ論文内容がわかるタイトルであれば、迷わず指示に従いましょう！

２）「症例報告」と入れるべきか

　「症例報告」と入れるかどうかに「研究論文との区別のため入れる」という考え方と、「1文字でもタイトル文字数を減らすために入れなくてもいい」という考え方があります。最近の症例報告論文では、「症例報告」と入っていることの方が多いです。前者の考え方によるのでしょう。一方、clinical picture のような画像だけの 100 ～ 300 words の論文は「症例報告」と入っていないことが大多数です。これは後者の考え方によると思われます。

　また、「A case of ～」で始まるのか、副題として「：a case report」とするかは、ジャーナルで指定があり「：a case report」としなさいというところや、どちらでも良いというところがあります。

　例えば、以下の2つのタイトルも『BMC Infectious Diseases』というジャーナルで刊行されていますが、特にタイトルへの指摘は受けていません。

第4章　論文発表に向けて

Clinically mild encephalitis/encephalopathy with a reversible splenial lesion caused by methicillin-sensitive *Staphylococcus aureus* bacteremia with toxic shock syndrome: a case report.

An extremely rare case of tubo-ovarian abscesses involving *corynebacterium striatum* as causative agent.

　「A case of〜」で始めると、**表5**の❷の重要なキーワード、論文の売りをタイトルに入れるという条件で、最初から「できれば文頭が良い…」という条件から外れます。ただ、私が査読を行う時でも、これまでの査読でも、特にその点にこだわりを持って指摘を受けたことや、指摘をしたことはありません。投稿しようとするジャーナルで過去の刊行論文がどうなっているか、また投稿規定を参考にすれば良いでしょう。

　投稿する論文のタイトルページの見本は、次の通りです。投稿するジャーナルにより各々微妙に異なるフォーマットがあるので、注意してください。

〈見本〉

Effectiveness of Profiling Serum IL-18 and Neopterin in Diagnosis of Adult-Onset Still's Disease Complicated by Pulmonary Tuberculosis: A Case Report （論文タイトル）

Momoka Kamada[1,2] and Tsuneaki Kenzaka[2,3] * （共著者名）
[1] Department of Internal Medicine, Toyooka Public Hospital, Toyooka, Hyogo, Japan
[2] Department of Internal Medicine, Hyogo Prefectural Tamba Medical Center, Tamba, Hyogo, Japan
[3] Division of Community Medicine and Career Development, Kobe University Graduate School of Medicine, Kobe, Hyogo, Japan （共著者の所属）

Running title: IL-18 and neopterin in AOSD and tuberculosis diagnosis
（論文の Running title：論文の各ページに掲載される省略した形の論文タイトル）

* Corresponding author:（論文の責任著者の名前や所属、連絡先）
Tsuneaki Kenzaka
Division of Community Medicine and Career Development
Kobe University Graduate School of Medicine
2-1-5, Arata-cho, Hyogo-ku, Kobe, Hyogo, 652-0032, Japan
Tel: +81-78-382- 6XXX, Fax: +81-78-382-6YYY, E-mail: ZZZ@med.kobe-u.ac.jp

タイトルのつけ方の Tips

- ❶ 第1新規性を前面に押し出し、できるだけ論文内容がわかるタイトルにする
- ❷ 重要なキーワード、論文の売りをタイトルに入れる（できれば文頭が良いがこだわり過ぎない）
- ❸ できるだけ短くする
- ❹ 名詞で終了する（文章や疑問文のタイトルはできるだけ避ける）

4-8

論文を書いてみましょう！
意外に手間のかかる本文以外のところ

　論文の構成は、Abstract、Introduction、Case Presentation、Discussion、Conclusion からなることが多いです。そして「名は体を表す」ということわざの如く、タイトルは本文内容を的確に示したものが必要です。これで論文はほぼできあがりなのですが、論文の構成要素として、他にも References、Figure Legends、Table、Figure、Keywords があります。

　さらに（多くは文末に）List of abbreviations、Ethics approval and consent to participate、Consent for publication、Availability of data and materials、Competing interests、Funding、Authors' contributions、Acknowledgments 等の記載を求められることがあります。

　項目が多くて、論文を書き慣れていないと、結構手間がかかるところです。

1）References

　References は、文章を書きながら文献を引用した都度、文献番号となる数字を振り、かつ References のところに一つずつ論文を記載していくのが正攻法です。論文名の記載そのものは PubMed の当該論文を調べます。そして、著者の名前、タイトル名、掲載ジャーナル

213

の名称、年、巻、ページの順に記載します。誤字・誤転記を防ぐため、PubMed の当該論文の"Cite"からそのままコピー＆ペーストで文章を持ってくるのが良いでしょう。掲載ジャーナルの名称について、学会発表では様々な（変な）略称を見受けます。PubMed からそのままコピー＆ペーストし PubMed 記載のジャーナルの略称を記載するのが、間違いのない正攻法です。

以下は、変な略称の例です。

日本内科学会の英文誌は PubMed 表記で Internal medicine（Tokyo、Japan）です。

学会発表のスライドでは、Inter medi、Inter med、Int med、Internal med 等、様々な間違った略称を見受けますが、PubMed 表記での略称は Intern Med です。PubMed からそのままコピー＆ペーストすれば、まず間違えることはありません。

次に References の書き方です。4-6 で使用した〈例示１〉（→ P.173）は PubMed で検索すると、図１のように出てきます。

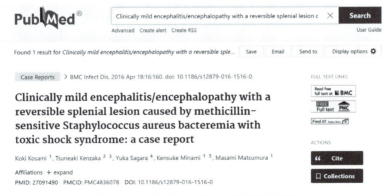

図１．PubMed における論文の検索結果の実例

図1の右側下段の "Cite" をクリックすると「Kosami K, Kenzaka T, Sagara Y, Minami K, Matsumura M. Clinically mild encephalitis/encephalopathy with a reversible splenial lesion caused by methicillin-sensitive Staphylococcus aureus bacteremia with toxic shock syndrome: a case report. BMC Infect Dis. 2016 Apr 18;16:160. doi: 10.1186/s12879-016-1516-0. PMID: 27091490; PMCID: PMC4836078.」が出てきます。すべてそのままコピー＆ペーストします。

名前はそのままコピー＆ペーストして、

Kosami K, Kenzaka T, Sagara Y, Minami K, Matsumura M.

となります。

次に論文タイトルは、

Clinically Mild Encephalitis/Encephalopathy with a Reversible Splenial Lesion Caused by Methicillin-Sensitive Staphylococcus Aureus Bacteremia with Toxic Shock Syndrome: A Case Report

です。これもそのまま PubMed からコピー＆ペーストです。

最後に掲載ジャーナルの名称、年、巻、ページとなります。PubMed からコピー＆ペーストして、

BMC Infect Dis. 2016 Apr 18;16:160.

です。

ジャーナルによっては文献に振られたナンバーである、DOI、

PMID、PMCID の記載を要求するところもありますが、多くのジャーナルで不要です。

　もし要求される場合、本論分の場合は**図1**の最下段に記載のある

---

doi: 10.1186/s12879-016-1516-0. PMID: 27091490; PMCID: PMC4836078.

となります。

　では、本文中の引用文献の記載方法は、どうでしょうか？　次のように、引用した内容一つ一つに文献番号を振るのが基本です。

Several viruses (influenza virus, adenovirus, mumps virus, varicella zoster virus [2,3], rotavirus [4], measles virus [5], and hepatitis A virus [6]) and bacteria (Escherichia coli [7], Legionella pneumophila [8], and Mycoplasma pneumoniae [9]) have been reported to cause MERS, but bacteria are rarely the cause [2,3]. Staphylococcus aureus, especially, is a very rare cause of MERS, and only one such case has been reported so far [10].

　文献番号の振り方に measles virus [5]、measles virus 5)、measles virus [5] といろいろな振り方がありますが、最終的にジャーナルの投稿規定に従います。

　また、文献を3つ以上引用の場合は、

---

varicella zoster virus [2,3,4]、varicella zoster virus [2-4]、varicella zoster virus 2,3,4)、varicella zoster virus 2-4)、varicella zoster virus [2,3,4)、varicella zoster virus [2-4)、

といろいろな記載があります。さらに「Goda et al. 2020」「Shimizu et al. 2010; Goda et al. 2020」のように筆頭著者名と発行年を本文中の引用に記載するジャーナルもありますが、これもすべてジャーナルの投稿規定に従います。

また、共著者を何人まで入れるか、それも投稿規定に従います。References に関する投稿規定で共著者が3人までの場合、最初の3人を入れて、

Koki Kosami, Tsuneaki Kenzaka, Yuka Sagara, et al.

等のようになります。

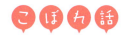

文献管理ソフト

　引用文献の管理をするソフトがあります。
　文献管理ソフトでは「EndNote」が有名で、研究者では利用が多いと思います。ただし、ソフトの購入に数万円します。最近は「Mendeley」という無料でインストールできる文献管理ソフトが出ています。2GB までの容量の文献管理なら無料です。
　「Mendeley」は、文章を書き直した時に、引用の順番を自動で変えてくれます。
　また、英語の文献なら pdf をドラッグ＆ドロップすると、内容を自動で読み取り、文献名を読み取ってくれます。一部読み取り間違いもありますが、概ね自動で読み取ってくれます。このため、再投稿する場合に文献数が増え、割り振っている番号が変わったり、投稿ジャーナルが変わったりした時のスタイル変更も瞬時にしてくれます。「Mendeley」の場合、「Mendeley Web Importer」を用いると日本語の文献も比較的簡単に取り込みできます。

第 4 章　論文発表に向けて

　本文に「Goda et al. 2020」という形式で引用を入れるジャーナルは、最後の References で、

> Goda, K., Kenzaka, T., Hoshijima, M., Yachie, A., & Akita, H. （2020） Adult-onset Still's disease with macrophage activation syndrome diagnosed and treated based on cytokine profiling: a case-based review. Rheumatol. Int. 40, 145-152.

のように記載することが多いです。

　ジャーナルによって、References の書き方は本当にまちまちです。
　References は文章を書きながら文献を引用したその都度、文献番号となる数字を振っていき、かつ References のところに一つずつ論文を記載してください。最後に投稿先が決まったら、その投稿規定に従って変更します。そのため、共著者の名前はとりあえず、PubMed 通りすべて入れて、投稿規定に沿って最後に編集するのが原則となります。

2）Figure Legends

　Figure Legends は、Abstract、Introduction、Case Presentation、Discussion、Conclusion、References の後に記載することが多いです（これも投稿規定により、本文中に Table や Figure を置く論文があり、その場合、挿入した Table や Figure と一緒に記載することもあります）。要は、Table、Figure の注釈といった感じです。

> Fig 1 Head magnetic resonance imaging on admission day 2
> a）Diffusion-weighted imaging（DWI），b）Apparent diffusion coefficient（ADC）
>
> Head magnetic resonance imaging revealed an ovoid lesion in the central portion of the splenium of the corpus callosum. The lesion appears as reduced diffusion on DWI and has a low ADC value（red circles）.

というように、図の解説をします。あるいは、

> Table 1: Laboratory data on hospital day 2

というように表の解説をします。

　Table、Figure は別個に作りますが、投稿時、本文中に組み込むか、本文の最後に置くか、別のデータとしてアップロードするかは各々の投稿先のジャーナルによって異なります（**表 6**）。

　Table は本文が終わってからしっかり時間をかけて仕上げるのが良いでしょう。こちらもスライド作成時と同様にフォーマットを持っていると、入院時の Laboratory data 等は次回以降の論文作成で楽に作成できます。

　Figure は解像度を上げる必要があります。多くは TIFF、JPG 等の形式が決まっており、パワーポイントの PPT 形式から変換する必要があります。通常、PPT 形式から TIFF、JPG 等の形式に変換した場合、解像度は 96 dpi になります。しかし、大多数のジャーナルの投稿規定では、Figure は 300 dpi 以上の解像度が求められます。そこで解像度を上げるためのソフトが必要となります。私は、Adobe

第 4 章　論文発表に向けて

表 6．入院時の Laboratory data のフォーマットの例

Table 1. Laboratory data on admission

Parameter	Recorded value	Standard value
White blood cell count	5,480/μL	4,500-7,500/μL
Neutrophils	92%	
Hemoglobin	10.6 g/dL	11.3-15.2 g/dL
Hematocrit	33.2%	36-45%
Platelet count	17.6 × 10^4/μL	13-35 × 10^4/μL
International normalized ratio	1.08	0.80-1.20
Activated partial thromboplastin time	28.3s	26.9-38.1s
Fibrin degradation products	15.0 μg/mL	2.0-8.0 μg/mL
C-reactive protein	20.3 mg/dL	≪ 0.14 g/dL
Procalcitonin	2.41 ng/mL	≪ 0.05 ng/mL
Total protein	7.5 g/dL	6.9-8.4 g/dL
Albumin	3.1 g/dL	3.9-5.1 g/dL
Total bilirubin	0.7 mg/dL	0.2-1.2 mg/dL
Aspartate aminotransferase	16 U/L	11-30 U/L
Alanine aminotransferase	16 U/L	4-30 U/L

Photoshop Elements を使用して解像度を上げたり、色の濃淡をはっきりさせたり、トリミングを行い重要な部分のみ提示したりしています（図 2、3）。

　Figure の中で重要なことは、円（circles）や矢印（arrows）で強調することです。3-5 の「画像所見」のスライド（→ P.107）も参照してください。

220

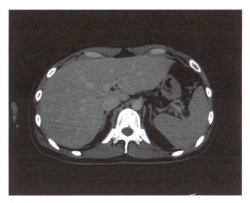

図2．提示したい部位が不明確な画像

トリミングの不足で周囲の黒い部分が多く残ってしまっています。強調したい脾腫も目立ちません。

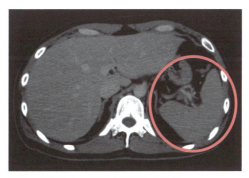

図3．提示したい部位を強調した画像

図2と全く同じ画像ですが、周囲のトリミングをしっかり行うことで、腹腔内が目立つようになりました。また、脾臓を赤円（red circle）で囲うことにより、脾腫がより強調されました。ちょっとした工夫で、見た目の印象の違いが明らかですよね。

3）Keywords

　Keywordsには、その論文の中で重要だった語をなるべく用います。タイトル作成時に考慮した論文の売りを、Keywordsに入れます。これも投稿先によってまちまちですが、Keywordsは5つくらいの

ジャーナルが多いです。

Keywords にはなるべく MeSH（Medical Subject Headings）語を用いましょう。MeSH とは MEDLINE で採用しているシソーラスで、シソーラスというのはデータベース検索のための用語集です（2-3／→ P.52）。いろいろな言い方で表現される事柄を、一つの言葉に置き換えるための辞書の役割を持ちます。MEDLINE に収載されている文献には、その内容を表す MeSH 語がつけられています。MeSH 語に当てはまる Keywords を用いた方が、PubMed で文献検索した時に、ヒットしやすくなります。より多くの方々に文献を読んでもらうチャンスが広がります。

投稿ジャーナルによっては、タイトルページの後や本文の Conclusion と References の間の部分等で「List of abbreviations」「Ethics approval and consent to participate」「Consent for publication」「Availability of data and materials」「Competing interests」「Funding」「Authors' contributions」「Acknowledgments」等の記載を求められることがあります。

これらは定型句を用いることで、ほぼ対応可能です。すでにそのジャーナルで刊行されている論文の真似をすれば良いわけです。

4）List of abbreviations

使用した略語すべてをフルスペルで書く必要があります（求めないジャーナルも結構ありますが）。次のようになります。

MERS, Clinically mild encephalitis/encephalopathy with a reversible splenial lesion; MRI, Magnetic resonance imaging; SCC, splenium of the corpus callosum; TSS, toxic shock syndrome; DWI, diffusion-weighted imaging; ADC, Apparent Diffusion Coefficient; MSSA, methicillin-sensitive *S. aureus*; CSF, cerebrospinal fluid; ADEM, Acute disseminated encephalomyelitis; IL, interleukin; TNF, tumor necrosis factor.

また、血液検査の項目等で用いる略語も「List of abbreviations」では、フルスペルで記載する対象です（例：WBC, White blood cell count; CRP, C-reactive protein.）。

5）Declarations

「Ethics approval and consent to participate」「Consent for publication」「Availability of data and materials」「Competing interests」「Funding」「Authors' contributions」「Acknowledgments」等が必要です。

「Ethics approval and consent to participate」は、通常１～数例の報告では、倫理審査の対象とはなりません。これは日本での投稿においても、多くの海外ジャーナルへの投稿においても同様です。

私は以下のような定型句を用いることが多いです。

Ethics approval and consent for this case report were waived.

または、

The Hyogo Prefectural Tamba Medical Center ethics committee waived the requirement for the ethical approval and consent due to the study's retrospective nature. This study was carried out in accordance with the guidelines of the Declaration of Helsinki.

あるいは、

Ethics approval and consent to participate
The Hyogo Prefectural Tamba Medical Center ethics committee waived the requirement for ethical approval and consent due to the study's retrospective nature. This study was carried out in accordance with the guidelines of the Declaration of Helsinki.

　もし倫理審査で承認されているようなら、This study was approved by［the Ethics Committee of Hyogo Prefectural Tamba Medical Center.］となります。（［　］は倫理審査を行った審査会の名称）。

　前向き研究なら、

Written informed consent was obtained from all participants.

のようになりますし、後ろ向き研究なら次のような記載になります。

Participants provided informed consent to publicize data obtained during this activity orally and via posters.

6）Consent for publication

　患者から得られた同意書に関する項目です。こちらも、私は以下のような定型句を用いることが多いです。

> Written informed consent was obtained from the patient for publication of this case report and accompanying images. A copy of the written consent is available for review by the Editor of this journal.

7）Availability of data and materials

　論文のデータに関することです。症例報告だとほぼすべての必要データは本文中に出しますので、私は以下のような定型句を用いることが多いです。

> All data generated or analyzed during this study are included in this published article.
> または、
> All relevant data are within the manuscript.

8）Competing interests

　当該論文に関する利益相反の開示になります。私は以下のような定型句を用いることが多いです。

> The authors declare that they have no competing interests.
> または、
> The authors declare no conflict of interest.

9）Funding

　当該論文に関する資金提供の開示になります。私は以下のような定型句を用いることが多いです。

第 4 章　論文発表に向けて

> Not applicable.
> または、
> None.

もし科研費等を用いて書いている論文であれば、

> This study was supported by Grants-in-Aid for Scientific Research from Japan Society for the Promotion of Science（JSPS KAKENHI Grant Number JPXXXX）.

のようになります。

10）Authors' contributions

　Authorship について、診療担当だけでは Authors' contributions に該当しません。論文作成について貢献したかどうかで Authors' contributions に入るかどうかが決まります。

　Authorship は、投稿ジャーナルによっては、共著者 2 ～ 4 人程度と人数制限があるところもあり、論文作成への貢献度で Authors' contributions に入るかどうかを決めます。所属部署の長や院長の名前等を入れることが多いですが、人数制限のため、論文作成時、このような方々の貢献度が低い場合は、必ずしも Authors' contributions に含めないこともあります。ただし、誰を Authors' contributions に入れるかは、のちのち論文投稿時にもめる原因にもなります。論文作成を思い立ち書き始める前によくよく相談し、誰を Authors' contributions に入れるかを決めておくことが、その後のトラブル回避につながります。特に人数制限がある時、誰を優先して Authors' contributions に含めるかを決めておくことが重要です。

　以下は、研究論文の時の例示です。

> TK participated in the study design, data collection, analysis and interpretation of the data, and drafting of the article.
> SY and AK participated substantively in the study design.
> MO was responsible for the study design, data collection, and data analysis and interpretation.
> All authors（TK, SY, AK, and MO）critically revised the article and approved the final version of the manuscript.

症例報告論文では、以下のような定型句を用いることで十分です。

> MK（**注7**）managed the case and redaction and correction of the manuscript.
> TK, HA, SA assisted with redaction, correction, and reconstruction of the manuscript.
> All authors read and approved the final manuscript.

注7：アルファベットの大文字2文字は共著者の名称の略です（例：TK；Tsuneaki Kenzaka）。もし同じ略語の共著者がいた場合、アルファベットの大文字2文字にとらわれず、K Kenzaka、K Kosami あるいは、Takehiko K, Tsuneaki K のように違いがわかるように記載します。

11）Acknowledgements

Authorship には入らないが貢献した人や団体を書きます。もし該当がなければ、Not applicable. あるいは None. で OK です。英文校正が役立った場合は、

> We would like to thank Editage（www.editage.com）（**注8**）for English languaage editing.

注8：Editage は英文校正会社名。

のように記載します。

　論文の共著者には含めないが、診療を担当した人等、一定の貢献がある人・診療チームは、

> Koki Kenzaka managed the case.
> または、
> We would like to thank all our high-care unit staff and the Infection Control Team for their care of this patient.

のように入れるのもありです。

　また、特殊検査でお世話になった方は共著者に入れるか、入らない場合、以下の例のように Acknowledgements に記載するのが良いでしょう。その場合、所属や（わかっていれば）ORCID number（注9）を併記することで、どなたなのか特定できます。

> We would like to thank Akihiro Yachie（Department of Pediatrics, Kanazawa University, ORCID number: 0000-0002-46XX-78XX）for the cytokine profiling.

注9：ORCID number は所属先の変更等があっても個人を特定するための番号です。

　近年は筆頭著者ないし、論文の責任著者（Corresponding author）は、投稿時に ORCID number を求めるジャーナルが多いです。もちろん、著者全員の ORCID number が必要なジャーナルもあります。ちなみに「https://orcid.org/register」へアクセスし、名前、メールアドレス等を登録すると ORCID number は簡単に入手できます。

本文以外のところの書き方の Tips

- References は本文を書いていく過程で文献を引用した都度、文献番号となる数字を割り振り、かつ References のところに一つずつ論文を記載していくのが正攻法。

- References は、PubMed の当該論文を調べ「名前．タイトル名．掲載ジャーナルの名称．年；巻：ページ」を、PubMed からそのままコピー＆ペーストすると良い。

- Declarations として必要な「Ethics approval and consent to participate」「Consent for publication」「Availability of data and materials」「Competing interests」「Funding」「Authors' contributions」「Acknowledgments」等は、できるだけ定型句を用いる。

- Authorship について、診療担当だけでは Authors' contributions に入らない。論文作成時、貢献したかどうかで Authors' contributions に入るかどうかが決まる。論文作成を思い立ち書き始める前に、誰を Authors' contributions に含めるかを決めておくことが、後のトラブル回避につながる。

4-9

英文校正について

1）英文校正会社に依頼をする

　自分自身で症例報告論文を英語で書いてみた後、その英文の医学的内容はもとより英文そのものが正しいかどうかを、まずは指導医や共著者に確認してもらいます。そこでの確認が終われば、次に投稿するまでに、必ず英文校正に出してください。帰国子女の方や留学等でよほど英語が堪能な方は出さなくても良いかもしれませんが、そのような方でも英語を母国語としない場合、英文校正に出されていることが多いです。ちなみに兵庫県立丹波医療センターには、米国の医療機関に 20 年以上在籍した日本人医師や英語を Native language とする医師がおり、ちょっとした英訳の確認は、その都度お願いしています。それでも英語論文の投稿前は、必ず英文校正に出しています。

　英文校正に出すと、ある程度の医学的内容の修正（もしくは修正・加筆の指示）、英文そのものの正確性を踏まえて修正してもらえます。さらに、投稿予定であるジャーナルの投稿規定の確認や References のフォーマット修正等、自分たちだけでは見落としやすい箇所の確認や修正作業も行ってくれます。英文校正にかかる費用は当然必要となりますが、その分、医学論文の校正に長けた校正者から、建設的なコメントをもらえたり、内容のブラッシュアップの指示等をもらえ、英

4-9. 英文校正について

文内容の改善にとても役立ちます。もし、論文の書き方を適切に指導してくれる指導医が周囲にいなければ、英文校正のオプションプラン（追加料金が必要ですが）で、投稿前に事前査読してもらえるプランもあるので、この事前査読プランを選択することも悪くないと考えます。

　英文校正会社は多数あり、どれがより良い会社なのか正直わかりません。私が主に使用しているのは、Editage、株式会社翻訳センター、enago/ulatus あたりです（特にこれらの企業から私への資金提供や広告依頼はありません）。なお症例報告論文作成の勉強会を行うと、いつも英文校正会社に関する質問があるので、私が使用している会社名を正直に答えるようにしています。あくまで私が使用しているだけで、私の専門領域（総合診療やプライマリ・ケア、医学教育、感染症、循環器等）と関連するだけかもしれません。英文校正会社は多数あり、より良い会社があるかもしれないということを前提に、情報提供しています。

　海外の英文校正会社から、英文校正の勧誘メール（もちろん英文）もよく来ますが、やりとりがすべて英語で、つらいところです。もちろん日本の会社ではやりとりは日本語です。また、海外に本社がある英文校正会社でも、東京に支店を置いていると、英文校正の依頼のやりとりが日本語でできるメリットがあります。ただし、日本の会社を含めていずれの会社でも、英文校正を担うのは英語を Native language とする人たちですので、英文校正終了後の質疑応答や疑義、修正指示等、その結果や細かなやりとりは、当然のごとく英語になります。

　医学的内容の妥当性は英文校正でもある程度見てもらえますが、ここは自分たちでしっかり検討すべきことです。英文校正は、英文の正確性が最も求められます。大手の会社では、複数の校正者が在籍します。このために当然のこととして、校正者の当たりはずれで内容の善

し悪しが出ることがあります。また、依頼する論文の領域により、校正者の得意・不得意もあります。依頼する論文がどの領域に関わるのか（例：循環器科、皮膚科、消化器外科、地域医療、医学教育、遺伝子検査やサイトカイン等）、あるいは、一度良い校正をしてくれた校正者を次回指名できるか等が、英文校正会社選びのポイントだと私は考えています。当然、各々論文を書く領域が異なってくるので、それに合った英文校正会社を見つけると良いでしょう。

　また、海外に本社がある英文校正会社の多くは、こちらが夜中でも現地はまだ日中です。私は、日中の診療業務が終わった後に論文作成を行いますが、国内の会社では、当日受付は終わっている時間で、翌日受付の扱いになります。一方、海外に本社がある英文校正会社は24時までが当日受付となります。また24時間受け付けてくれる会社もあります。翌日が多忙な業務日程の場合、当日の夜間に英文校正の依頼が確定するのはありがたいことです。

2）英文校正会社でできること

　各会社で多く見受けられるサービスプラン内容は、**表7**の通りです。

表7．英文校正会社のサービスプラン

サービスのプラン	具体的内容
英文執筆者のための英文校正	いくつかのプランがあり、高額プランであるほど、英文自体の校正はもとより、より論文内容にまで踏み込んだ修正や提案を行ってくれます。
複数の校正者による2段階以上の英文校正チェック	英文校正を複数の校正者が順に行ってくれます。校正に慣れた校正者の目を何重にも通り、よりよい医学英文となります。
ジャーナル投稿前のピアレビュー	投稿前に、論文に対する意見や改善点を英文校正会社がチェックします。

再投稿・reject 論文の校正	ジャーナルから査読が返ってきた際に、査読で指摘された内容にきちんと回答できているかを含めて修正した論文の英文を校正する他、一旦 reject された論文についても修正後、再校正します。
英文校正証明書の発行	英語を Native language とする人がきちんと見ましたという証明。投稿時にこれを求めるジャーナルもあります。
ジャーナル投稿規定に沿ったフォーマット調整、単語数削減	これはとても重要です。 投稿規定についてある程度内容を伝えれば、必要な Declarations 内容の提示、投稿規定に沿った References への変更、文字数を削減した Abstract や本文の提案、その他の微調整等を行ってくれます。
カバーレター作成代行	論文投稿、再提出時の英文カバーレターを英文校正会社が作成します。
剽窃チェックレポート	他の刊行された論文と内容の重複をチェックします。一定以上の重複がある場合、剽窃の疑いを持たれます。自身で書いた論文のサブ解析論文でも、類似率が高ければ剽窃とみなされますので注意が必要です。

剽窃についての詳細は 4-9 の 4）剽窃・盗用について において解説します（→ P.237）。

　英文校正で依頼する文章の文字数が多いほど、また英文校正が完了して、論文が返ってくる期間が短ければ短いほど料金が高くなります。
　上記の**表7**のサービスは、すべて一括したプラン内容であることが多いです。英文校正会社により様々ですが、経験的には、納品期間を約1週間程度とし、英単語の文字数が 2000 words 前後の場合、上記のサービスがすべて含まれるプランで、料金が8〜10万円程度が相場といったところでしょうか。

　表7のプランで例えば、再投稿・reject 論文の校正のサービスを削ればもっと料金は安くすることができます。初めての投稿では、投稿前から"再投稿"・"reject"という内容の、論文の校正のサービスプランを入れることには、心理的抵抗があるかもしれません。ただ、論文投稿においては、何度も論文が reject されるのは当たり前です。何度も reject され、そのたびに新規に英文校正費用がかかるのであれば、最初から再投稿・reject 論文の校正を何度でも受けられるプラ

ンにしておけば、次回以降はほぼ無料でサービスを受けられます。それに、投稿先のジャーナルを変更しても、変更後の投稿先の規定に沿ったフォーマット調整やカバーレター作成をしてくれ、結局は費用が抑えられるように思います。また、英文校正から返ってきた論文に、校正者からの疑義が書かれていることが多々あります（私の英語力が足りないことも影響しているかもしれませんが…）。その場合「このような意味ならこの文章が良い」といくつか提示してくれる親切な校正者もいれば「意味を確認して、英文校正に再提出してください」という校正者もいます。そのような疑義の提示や再提出の案内を、比較的手軽にしてくれる校正会社が好ましいでしょう。一方で、英文校正証明書そのものに校正された文章がすべて記載されており、少しでも修正を加えると、再度校正を出して校正証明書の再発行が必要になる英文校正会社もあります（しかもページ数が多くなり、証明書は郵送で発送されます）。このような英文校正会社の利用は、なるべく避けたいところです。

なお、校正者の疑義にはすべて答えて修正するか？　というと、必ずしもそうではありません。ただ単に、英文校正者がその領域にあまり強くないようであれば、明らかに正しいことでも疑義を書いてくることがあります。その場合は疑義を無視しても構いません。

他にオプションとして、以下の**表8**のような追加での有料サービスのプランもあります。

表8．英文校正会社の有料サービスプラン

有料サービスのプラン	具体的内容
投稿先ジャーナル選択プラン	執筆した論文の内容、著者の希望から、最適なジャーナルを英文校正会社が選定します。
図表編集	ジャーナル規程に沿うよう、Table や Figure の修正・編集を、英文校正会社が行います。

| ジャーナル投稿手続きの代行 | 煩雑なジャーナルへの投稿手続きを、英文校正会社が代理で行います。 |

　なかなか論文が受理されない（5回以上 reject された）時は、投稿先ジャーナル選択プランを利用するのも一手と考えます。

3）カバーレター

　最後に、カバーレターについてです。英文校正会社で作成してくれることも多いですが、定型文で対応できますので、自分で作成してもよいです。論文投稿時にほとんどのジャーナルで必要となります。定型文の内容は、下記の通りです。

　○○ジャーナルの編集長へ
　私は ABC というタイトルの論文（症例報告、研究論文等の区別）を書きました。共著者は△△です。
　内容は××です。医学的にはこのような意味があります（論文の強み、医学的意味合い）。そのため、あなたのジャーナルでこの論文の刊行を検討してください。他のジャーナルには投稿していません。

　先述のように、英文校正提出時に、校正者がカバーレターを作成してくれることが多いです。手間を省くためにはカバーレター作成代行がついているパッケージをおすすめします。

　参考までに、カバーレターの見本（実際に投稿した時の様式）は次のようになります。

第 4 章　論文発表に向けて

April 2, 2020（日付）

Jorge Garbino
Section Editors, Bacterial and fungal diseases
（ジャーナルのチーフの名前）

Dear Dr. Garbino:
I would like to submit a case report for publication in *BMC Infectious Diseases*（投稿ジャーナル名）
 titled **"Clinically mild encephalitis/encephalopathy with a reversible splenial lesion caused by methicillin-sensitive Staphylococcus aureus bacteremia with toxic shock syndrome: a case report"**（投稿論文のタイトル）(character count: 1155; tables 1; figures 3; references 15）.
The paper was co-authored by Koki Kosami, Yuka Sagara, Kensuke Minami, and Masami Matsumura.（共著者名）
The main contribution of our paper is reporting the world's first case of mild encephalitis/encephalopathy with a reversible splenial lesion（MERS）with toxic shock syndrome. We believe that this contribution is theoretically and practically relevant because we present a new clinical etiology of MERS along with its clinical manifestations.（論文の強み、医学的意味合い）

Our research is of particular interest and use to clinicians and physicians dealing with infectious diseases, who comprise the majority of your journal's readers. Further, we believe that the findings match the aims and scope of your journal because the clinically relevant information and detailed case description will be beneficial to those treating infectious diseases.（投稿するジャーナルにマッチしていますというほぼ定型文）

This manuscript has not been published or presented elsewhere in part or in entirety and is not under consideration by another journal. The patient provided informed consent for publication. We have read and understood your journal's policies, and we believe that neither the manuscript nor the study violates any of these. There are no conflicts of interest to declare. （他のジャーナルには投稿していません。また、ジャーナルポリシーを理解しています。COIも特にありませんというほぼ定型文）

Thank you for your consideration. We hope our manuscript is suitable for publication in your journal.

Sincerely,

Tsuneaki Kenzaka

Tsuneaki Kenzaka, MD, PhD
Division of Community Medicine and Career Development,
Kobe University Graduate School of Medicine,
2-1-5, Arata-cho, Hyogo-ku, Kobe, Hyogo 652-0032, Japan.
Tel: +81-78-382-6XXX, Fax: +81-78-382-6YYY
E-mail: ZZZ@med.kobe-u.ac.jp
（論文の責任著者［Corresponding author］の名前や所属、連絡先）

4）剽窃・盗用について

　剽窃とは、他の人が書いた論文の文章や考え方について、許可を得ずに、部分的にでも使用する盗用のことです。医学論文では、30％程度（内容の完全な一致率ではなく、類似率です）かぶっていれば、剽窃の可能性があるとみなされます。この疑いがあり撤回される医学論文が多数あります。そのため、投稿前に剽窃チェックを受けることは重要です。どの論文に何％かぶっているかをチェックしてもらえます。「剽窃チェッカー」でオンライン検索すると、無料でチェックしてくれるサイトがいろいろ見つかります。剽窃率（類似率）が20〜30％になってくると、記述内容の見直しをした方が無難でしょう。盗用と疑われるのを避ける術として非常に重要です。

直接引用した場合は、きちんと References として記載すれば問題ありません。これが最も良い剽窃回避の方法です。あるいは、間接引用として、参考にした文献の文章をそのまま引用として使用せず、自分の言葉に置き換えた文章で引用することも回避策の一つです。

　過去に自分が書いた論文の一部を転載する際も、References として記載する必要があります（サブ解析や、似たような症例報告論文においてほぼ同様の言い回しで書いていれば、自己剽窃という剽窃になるので注意が必要です）。先行論文から抽出した内容はすべて References として明示するのが無難です。ただ、教科書的・世の中の常識的な内容については、References は不要です。

 英文校正の Tips

- 英文校正においては費用をあまり惜しまず、再度の英文校正を何度でも無料でしてくれるいろいろなサービスがパッケージになっているプランが、結局はお得。

.... コラム ....

Artificial Intelligence（AI）の使用について

　近年、ChatGPT や大規模言語モデル（large language models；LLM）に基づくその他の Artificial Intelligence Generated Content（人工知能生成コンテンツ；AIGC）ツールが発達し、論文作成、特に英語表現や英語翻訳について、その取扱いについて議論されています。このことについて、出版社やジャーナルごとに AIGC に取り扱いについてのポリシーの声明が出されていることが増えてきています。例えば、日本環境感染学会のホームページ（http://www.kankyokansen.org/modules/publication/index.php?content_id=39）には Journal of Infection and Chemotherapy（JIC）誌の投稿規定において、次のように記載されています。

〈科学コミュニケーションにおける AI および AI 支援技術の使用に関するポリシー〉
・著者は、AI および AI 支援技術を、論文の読みやすさや言語の改善にのみ使用し、研究者の代替とするものではない。
・著者は、人による監視と制御を伴う場合において、この AI テクノロジーを適用する。
・著者は、AI および AI 支援技術の使用について論文で開示する。
・AI および AI 支援技術を著者または共著者としてリストしたり、AI を著者として引用したりしない。

　つまり、論文の方法論のところや謝辞のセッションなどにおいて、AI を用いたことを明示する必要があるということです。

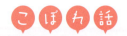

生成AIと論文の英文校正

　生成AI（具体的にはChatGPTやDeepL）などは自動英訳のツールとして利用できます。私も日本語で論文のドラフト文章をまず書いて、それをDeepLを用いて英訳することをよく行っております。

　「生成AIがあれば、人による英文校正は不要か？」という疑問について、考えてみると「生成AIがあれば、人による英文校正は不要だ」という人たちもいますしその逆もいます。生成AIを学術論文執筆へ適用することに関する情報には非対称性が存在し、「真実は何かわからない」と感じている方もいるでしょう。

　「生成AIがあれば、人による英文校正は不要か？」という疑問について、基本的に私は「No」の意見です。特定の専門分野の英語論文を多数執筆してきた方で、自身の得意分野の論文の英語表現に絶対の自信を持っている方は、生成AIを使った英文校正でも十分に論文を完成させられるように思います。英文校正会社に原稿のチェックを依頼する場合は校正料は高価で、納品までに日数がかかったり、校正の品質がチェックする校正者によって不均一であったりする問題が生じます。しかし、専門知識が豊富で、かつ英語圏への留学などで英語力が極めて高い方にとっては、これらは問題とならないでしょう。

　一方で、総合診療のように幅広い領域で論文を書く方、専門分野の知識が限られている方、英語力が通常以下の方にとっては、生成AIはそれほど有益なツールとは言い難いです。そういった方々は、英文校正会社等の人間がおこなう校正を受けるべきです。留学経験があり、その分野の論文を数百本以上執筆し大学主任教授になられた大先輩にお伺いしても、基本的にその領域を得意とする英語がネイティブの人（あるいは校正会社）に英文校正を受けているとおっしゃいます。生成AIはユーザーの能力を拡張するツールではありますが、ユーザーの基本的な英語能力が低かったり、その分野特有の英語表現が不得手だったりする場合、校正された英文が正確かどうかの判断ができず、その効果は限定的です。

　DeepLの英訳機能はすばらしいと関心しますが、冗長な日本語でのドラフト文章の場合、おかしな英訳になっていることがしばしばあります。個

人的には英訳する文章をイメージしながら、日本語の文章の一文一文はなるべく短文で簡潔にまとめるように心がけています。AI を介して英訳する場合、この方がよりスマートな英訳になります。冗長な日本語でのドラフト文章の英訳は、意味の矛盾、逆の意味の英訳になってしまうこともあり、英文が自身で評価可能なレベルに達していない限り、どんなツールを使っても高品質な英語論文は執筆できないと感じています。

　人による校正では、ジャーナルの投稿規定に合わせたフォーマット調整、論文本文やアブストラクトの文字数制限への対応、全体バランスの考慮などをしてもらえます。一方で、不明瞭な表現に対して質問をされることもあり、そのやり取りに時間がかかる場合もあります。また、微妙な単語やフレーズの変更をされることもあり、その意図がすぐには明らかでない場合もあります。この点では、AI の方がすぐに回答を提供してくれるため、便利だと感じます。

　ChatGPT のような生成 AI の出現によって、自分が書いた論文中の英語表現が適切かをあまり心配せずに、研究の内容自体にフォーカスできるようになってきています。これは、これまでになかったレベルのサポートであり、英語で論文を書くことのハードルが確実に下がりました。日本語の論文の場合、日本語がわかる方（大多数が日本人）にしかその論文は読んでもらえません。より多くの方々の役に立つためには、英語で論文を書くことを強くお薦めします。ぜひ生成 AI を活用して、英語論文をたくさん書いてください。その上で、英文校正会社に依頼することで、より質の良い論文に仕上がることと思います。

4-10

論文を投稿してみましょう！

　論文の本文ができ上がりました。Table、Figure も作成しました。4-4（→ P.157）を参考に、投稿先を選択します。英文校正の時点で、投稿先予定のジャーナルの投稿規定に沿ってフォーマット調整を行います。カバーレターも作成します。患者同意書は取得済みです。

　では、いよいよ論文の投稿に移ります。ジャーナルの電子メールに原稿等を添付して投稿すると勘違いしている人もいるかもしれませんが、実際は、ほとんどがジャーナルの投稿用ホームページを介してオンラインで投稿します。ただし、一部の日本語の国内ジャーナルや日本国内の学術団体・大学が主催している英文誌ジャーナルでは、メール添付や郵送での投稿が必要な場合もあります。例えば、神戸大学医学研究科が出版する『Kobe Journal of Medical Sciences』は論文をMS word もしくは PDF 化してメール送付することになっています。

1）オンライン投稿前に

　ジャーナルによっては投稿時に、「Copyright License agreement」「Conflict of interest statement」「CARE checklist」の文章について、別途、提出が必要な場合があります。

「Copyright License agreement」とは、論文が刊行された時に、著作権がジャーナル（の出版社）に帰属することに同意する文書です。論文の責任著者（Corresponding author）の同意をもって共著者全員の同意とみなすジャーナルもあれば、共著者全員の同意のサインが必要なジャーナルもあり様々です。先述の剽窃（→ P.237）に関連しますが、論文刊行後は著作権がジャーナルに帰属する以上、自分が書いた論文の引用であっても、剽窃に当たることになります。

「Conflict of interest statement」は、利益相反の有無を宣言する文章です。本文中での記載を求めるジャーナルが多いですが、別途、「Conflict of interest statement」の提出を求めるジャーナルもあります。「Conflict of interest statement」の文章は、International Committee of Medical Journal Editors（ICMJE）の「ICMJE Form for Disclosure of Potential Conflicts of Interest」を用いているジャーナルが多いです（http://www.icmje.org/conflicts-of-interest/）。

「CARE checklist」は、CARE という症例報告論文のための国際ガイドラインがあり、それに基づいているかをチェックするリストです（https://www.care-statement.org/）。このチェックリストは症例報告論文に必要な項目を網羅しています。2016 年版は全 14 項目より成っています。提出する論文内において、何ページ目の何行目に該当項目の記載があるかをチェックします。もちろん該当項目がなければ空欄でも構いません。空欄の数自体が査読や論文受理（accept）には影響しません。本書に沿った論文作成をすれば、これらの項目を概ね網羅できます。なおジャーナルによっては、投稿時に一緒にCARE checklist の提出を求められます。

論文やカバーレターを作成して、いざ投稿となっても、いろいろやることがありますよね。とても大変な作業です。ある程度投稿数が増えれば慣れますが、それでも毎回大変な作業です。

2）オンライン投稿の実際

いよいよジャーナルへのオンライン投稿の実際です。
Springer や Wiley といった大手の出版社は、同一出版社内であれば、ジャーナルが異なっても概ね同じ投稿システムを用いています。初めはいろいろな投稿システムがあり戸惑いますが、投稿に慣れてくるとどのシステムもおおよそ似通っていることがわかってきます。

では Wiley が運営している日本プライマリ・ケア連合学会の英文誌である『Journal of General and Family Medicine』というジャーナルを例に、投稿の実際を解説します。

投稿画面はこのような感じです（図4）。

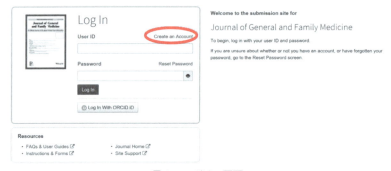

図4．ログイン画面

ログインするにあたり、初めてそのジャーナルへ投稿する場合は、まず Create an Account をクリックしてアカウント作成のページに移ります（図5）。ORCID number、名前、所属施設、連絡先のメールアドレス等とともに、ログインするための ID、パスワードを決め、入力します。

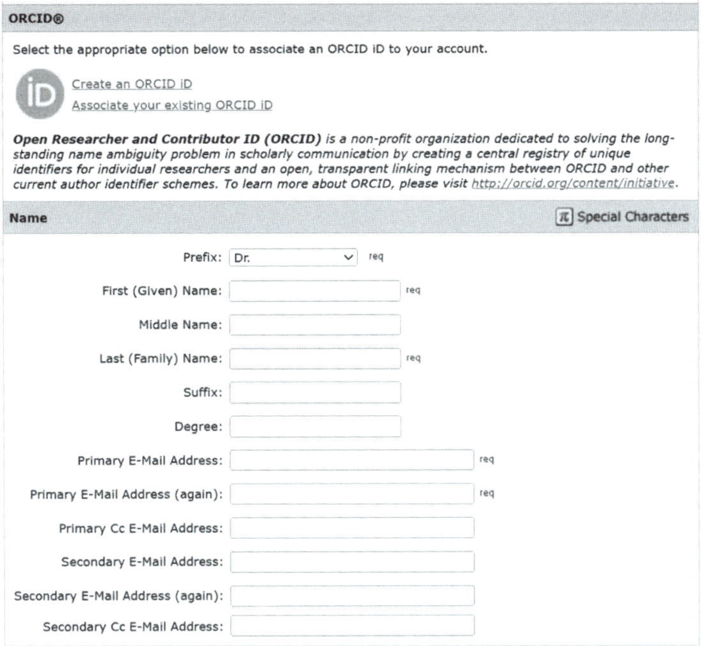

図5．著者情報の入力画面

　ORCID number はこの画面からも作成できます。Create an ORCID iD からアクセスすると、ORCID number を作成できる画面に入れます。名前、メールアドレス等を登録すると、ORCID number は簡単に入手できます。

　再びログイン画面から ID、パスワードを入力すると、**図6**の画面になります。論文を投稿する時は「Author」を選択します。投稿画面になりますので、Author Dashboard の「Start New submission」より新規投稿の開始です（**図6**）。

　投稿するには、投稿画面で要求されることを、順次埋めていきます。**図7**の画面では、論文の Type「Case Report」を選択し、Title、Running Head、Abstract を入力していきます。作成した投稿論文の本文からコピー＆ペーストして各項目を入力することで、間違って転載しないようにします（**図7**）。

第4章　論文発表に向けて

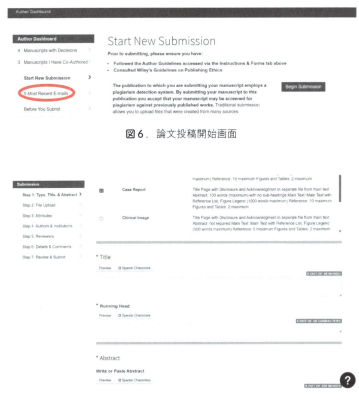

図6．論文投稿開始画面

図7．Title、Running Head、Abstract 入力画面

　Running Head は、Running title と同じ意味で、各ページに掲載される論文タイトルの省略形です。このジャーナルでは、Running Head は 50 characters です。50 words ではないので、くれぐれも注意してください。文字数がオーバーすると「Save & Continue」で次のサイトへ行く時にエラー表示が出ます。このジャーナルでは、Abstract は 250 words までとなっています。

　「Save & Continue」で次のサイトへ移ると、論文の Upload の画面です。図8上段の画面で、論文を Upload します。

　Title Page〔Title、Running Head、共著者全員の名前・所属、論

4-10. 論文を投稿してみましょう！

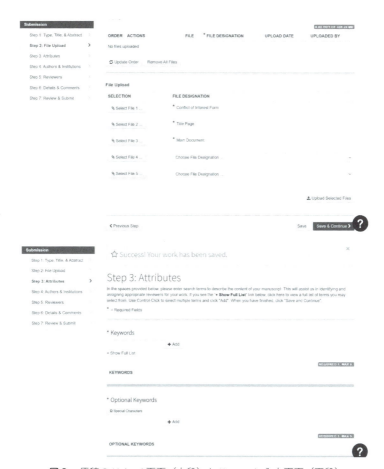

図8．原稿の Upload 画面（上段）と Keywords 入力画面（下段）

文の責任著者（Corresponding author）の名前・所属、連絡先、Acknowledgments、Conflict of interest statement を記載〕と Main Document（Abstract、Keywords、それ以降の論文本文の記載）は別々に Upload します。これは査読の際に、投稿者をマスクするためです。ジャーナルによっては Title Page と Main Document が一緒になっているところもあります。投稿先により様々ですので、投稿規定に沿うように注意してください。

第 4 章　論文発表に向けて

　Table や Figure は必要に応じて Upload します。複数の Table が
ある場合は、１つのテキストファイルで Table をまとめて Upload す
ることが可能です。Figure は Caption/Legend の欄に図の説明を記
載しながら１つずつ Upload します。このジャーナルでは Conflict
of interest Form をこの段階で Upload して提出することになって
います。一方で Copyright License agreement や CARE checklist の
Upload は不要です。Upload する Table や Figure のファイルを選択
したら、Upload Selected Files ボタンを押すことで、選択した各ファ
イルが Upload されます。Upload の終了後、「Save & Continue」で
次のサイトへ移ります。

　次に、**図 8** 下段の画面になります。
　Attributes は、属性です。Keywords で関連する分野を選択します。
複数選択可能です。ここの分野選択は査読者の選択に関連するようで
す。
　Optional Keywords は、PubMed 収載誌では、MEDLINE で採用し
ているシソーラスに関連します。シソーラスはデータベース検索の
ための用語集でしたよね。覚えていますか？　（2-3 ／→ P.59）ここ
ではなるべく MeSH（Medical Subject Headings）語にしましょう。
MeSH 語に当てはまる Keywords を用いた方が、PubMed で文献を
検索した時に、よりヒットしやすくなります。そうすることで、より
多くの方々に文献を読んでもらうチャンスが広がります。

　「Save & Continue」で次のサイトへ移ると、次は Authors &
Institutions の画面（**図 9** 上段）です。

　共著者を順次入力していきます。Agent Question で Author を選択
すると、自分のデータが自動で出てきます。それ以外の共著者につい
ては、過去に投稿歴があれば Your Recent Co-Authors での選択のみ
で共著者リストに入れられますが、Your Recent Co-Authors リスト

248

4-10. 論文を投稿してみましょう！

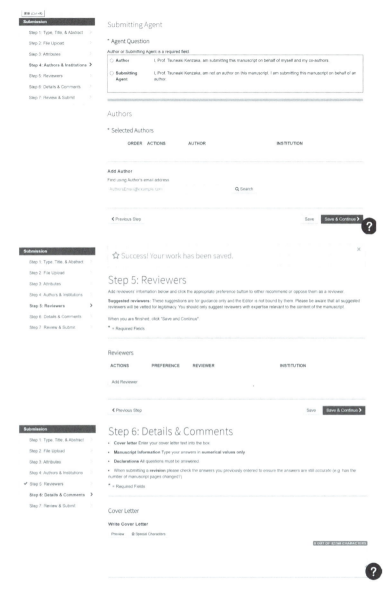

図 9. Authors & Institutions 入力画面（上段）と Reviewers 選択の画面（中段）、Details & Comments 入力画面（下段）

にない場合は、メールアドレスから選択します。これも、過去に同じ出版社、つまり『Journal of General and Family Medicine』の場合

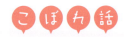
論文共著者の並び順と共著者資格について

　共著者の並び順は、分野ごとの慣習があるようです。医学や生命科学の分野では、1番目にくる筆頭著者（First author）は、実際に主に論文を書いた人で、最もその論文に貢献度が高い人です。第2著者は、2番目に貢献度が高い人です。筆頭著者（First author）が初めて論文を書く人だった場合は、最も指導した人が第2著者となります。例えば、初期研修医や専攻医が初めて論文を書く場合、その指導を直接的にした人が第2著者となります。以降、第3著者は第2著者の次に貢献度が高い人、第4著者は第3著者の次に貢献度が高い人…となります。以降の順番においても、最近の欧米の医学論文では、共著者はこのように、研究の貢献度順に並べられていることが多いようです。

　一方、日本の医学論文では慣習的に、職責者、教授等の役職の最も高い人が最終著者（Last author）として、共著者の一番最後に位置する傾向があります。その前の位置が2番目に役職の高い人（准教授等）です。論文の責任著者（Corresponding author）は、筆頭著者がなるか、筆頭著者の経験が浅い場合は、第2著者あるいは最終著者（Last author）がなることが多いです。とはいえ、著者の並び順は、あくまでもそれぞれの分野における慣習であり、規定があるわけではありません。2人以上の著者が研究に等しく貢献している場合は、その旨を記載する必要があります。同様に、最終著者（Last author）が複数の場合も、その旨を記載します。

　また症例報告の場合、単に診療に携わっただけでは、共著者の要件を満たしません。あくまで論文作成にどれくらい貢献したかで共著者が決まります。そうはいっても、主治医だったのに共著者に入らないのは理不尽ですよね。共著者やその順番は、論文を書き始める時にあらかじめ決めておきましょう。その上で、共著者に人数限定があるようならば、誰を共著者に入れて誰を外すのか、あらかじめ合意を得ておかないと、後々利害関係で衝突してしまいかねません。投稿直前に焦って決めるのではなく、余裕を持って共著者の掲載順に関する合意を図りましょう。

だと Wiley が運営しているジャーナルに投稿歴があれば Find using Author's email address からメールアドレス入力で名前や所属が出てきます。しかし、過去の投稿歴がなければ create a new co-author から新規に Prefix（Dr. や Prof. 等を選択）、名前、所属及びその住所、郵便番号、電話番号等を入力していきます。共著者全員の名前を入力できたら、Update Author Order ボタンを押して、共著者の順番を並べ替えてください。共著者全員の名前の入力、順番の確認が終われば「Save & Continue」で次のサイトへ移ります。

　続いて、Reviewers（査読者）選択の画面（図9中段）です。ジャーナルによっては、希望する査読者、避けてほしい査読者を選択できることがあります。選択できるジャーナルは、それぞれ3名程度ずつ記載することが多いです。避けてほしい査読者を記載した場合、その査読者へ査読が回ることはまずありません。一方、希望する査読者を記載してもその査読者へ査読が回るかどうかは、編集長の裁量次第となります。3名記載すれば1名くらいのもとへ、ジャーナルからの査読依頼が届くかもしれません。引用した論文の著者は、Reviewers（査読者）候補としては最適です。なぜならその内容について詳しいか、あるいは、その論文を書く際に相応の文献検索をして勉強をしており、関連する今回の論文の内容に精通している可能性が高いからです。PubMed で検索すると、Author affiliations に所属や連絡先が書いてありますので、それを入力します。他には、利益相反はないが、関連学会等で「なるほど」という発言をしておられ、当該論文に深い理解をお持ちの方を Reviewers（査読者）候補とするのもありです。希望する査読者を記載できることで、論文受理（accept）に近づく可能性が少し高くなります。可能な限り、希望する査読者を記載するようにしましょう。なお、職場の同僚や医局の上司等は、利益相反となり、査読を行う権利は通常ありませんので、希望する査読者とはしないでください。記載が終われば「Save & Continue」で次のサイトへ移ります。

第 4 章　論文発表に向けて

　Details & Comments の画面（**図 9** 下段）に移ります。Cover Letter、Funding の有無の他、Manuscript Details として、本文（Introduction、Case Presentation、Discussion、Conclusion）の文字数、全体のページ数、Table の数、Figure の数、color Figure（白黒ではなく色が入っている Figure）の数等、順次記載していきます。

　Submission Information では、他のジャーナルに投稿中でないこと、他のジャーナルからの出版予定ではないことを宣言します。また、この論文を以前同じジャーナル（Journal of General and Family Medicine）に投稿したことがあるかどうか、もし投稿歴があればその時の Journal of General and Family Medicine Manuscript ID を記載します。

　その他、以下の入力が必要です。

Blinded Review：査読に回る時に、投稿著者名がわかるような情報がマスクされていることの確認。

Supporting Information：論文をサポートする追加情報の有無。

Graphical Table of Contents：グラフィック目次を含んでいるかどうか。

Clinical Trial Paper：臨床研究ではないので、症例報告論文では必然的に No となります。

Conflict of Interest：利益相反に関する記載。

　Open Access Agreement：論文が刊行された場合、オープンアクセスになることへの同意。

Choose a Payment Option：支払いに関する選択。

Society Membership Discount：日本プライマリ・ケア連合学会の英文誌である『Journal of General and Family Medicine』への投稿のため、日本プライマリ・ケア連合学会の学会員は論文刊行にかかる費用が免除されます。会員番号の記載並びに学会にメールを送信して Discount Code を取得します。学会からメールで Discount Code を受け取れば、Discount Code を投稿画面に入力します。

すべての記載が終われば「Save & Continue」で次のサイトへ移ります。

いよいよ最後の Review & Submit の画面に移ります。
これまでの各画面の Step で記載してきた内容の確認画面（図 10 上段）です。まず入力内容に漏れがないことを確認します。続いて、最下段の View Proof で、「View HTML Proof」ボタンで投稿中の論文を HTML 形式で内容の確認、「View PDF Proof」ボタンで投稿中の論文を PDF 形式に変換し、それぞれ最終の内容確認を行います（PDF に変換するのに若干の時間を要します。この PDF は保存して

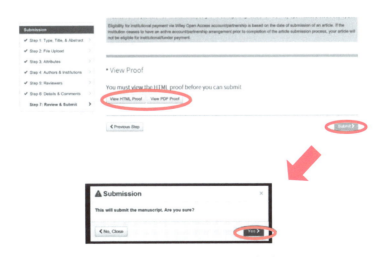

図 10．投稿前の最終確認画面と投稿

おきましょう)。各形式での確認を終えたら、最後に「Submit」ボタンを押して「Yes」を選択すれば（図10下段）、論文の投稿完了です。

　ここまで解説してきた論文投稿の過程ですが、慣れれば20分程度で終わりますが、初めてだと60分から90分はかかると思ってください。オンラインでの投稿となりますので、安定したネット環境で投稿を行うこと、また十分に時間を取れる時に投稿することが重要です。もちろん投稿途中で「Save」を押して一旦終了とすることもできますが、投稿する時は、一気に投稿まで持って行きましょう。

　投稿後、投稿完了を伝える確認メールが、記載したメールアドレスに届きます。
　論文の投稿後は、編集者で論文の体裁や内容のチェックが行われます。論文の体裁や内容に問題があれば、一旦、投稿した論文は差し戻されます。体裁を整え直して再投稿となります。
　編集長がある程度価値のある論文だと判断すれば、論文は査読に回ります。編集長が価値がないと判断すれば、Editor Kickといって査読に回らず、すぐにrejectされます。査読後の流れは4-11～(→P.255～)で解説します。

論文投稿の Tips

- ジャーナルの投稿用ホームページを介してオンラインで投稿するため、移動中ではなく、安定したネット環境で投稿を行う。
- 投稿する時は、一気に投稿まで持って行く。

4-11

査読者とのやりとり

1）論文投稿後の流れ

　論文を投稿し、編集長がある程度価値のある論文だと判断をすれば、その論文の担当編集委員を決めて、編集委員から論文は査読に回ります。症例報告論文では、通常2～3名の査読者の査読を受けます。査読者の多くは、投稿された論文の領域を専門とする方々です（必ずしもエキスパートであるとは限りませんが）。編集委員から査読の候補者に、査読依頼のメールが送られます。査読候補者より査読を引き受ける旨の返事があれば、その後、査読を進めてもらいます。そのため、投稿してから査読者が見つかるまで、タイムラグがあると思ってください。査読依頼の仕方は、ジャーナルによって異なります。返事の有無にかかわらず多くの候補者に査読依頼のメールをし、必要な査読者数に達したら、それ以降、査読候補者から査読可能という返事が来ても受け付けないシステムのジャーナルもあります。また、一人ずつ査読可能か確かめて、無理なら次の候補者に順次依頼していくジャーナルもあります。このような過程で査読者が決まるため、数日で査読者が決まり査読になることもあれば、数ヵ月以上、査読者が決まらないこともあります。私は現在、Journal of General and Family Medicineの他、いくつかのジャーナルの編集委員をしていますが、査読依頼を出しても、なかなか査読者が決まらず苦労することがたびたびあります。

第 4 章　論文発表に向けて

症例報告論文にできる症例は、P.141 に伝えた通り、

> 1 ）ある疾患で症状・所見・経過が新規
> 2 ）副作用・薬剤相互作用が新規
> 3 ）二つの疾患間に予想外の関連性
> 4 ）新規の診断方法
> 5 ）新規の治療方法、予想外の治療効果
> 6 ）稀・新規の疾患・病原体

に大別されますが、私の主観的な意見では、新規または稀であるほど査読者が見つかりにくい傾向にあります。

　査読者が決まると査読が開始されます。ジャーナルからは通常、 2 〜 3 週間以内で査読結果を編集委員に返すよう依頼されます。そのため査読結果の返却の目安は、それくらいだと思ってください。ちなみに現在、編集委員のところにまだ論文があり査読開始前なのか、査読者に論文が回っているのか、査読結果が編集委員のところに返ってきているのかは、投稿したジャーナルのホームページにログインし、Author Dashboard のところを見れば、わかることが多いです。

　個々の査読者による査読結果が返ってくるたびにメールで連絡してくれるジャーナルもありますが、通常は、すべての査読者の結果が返却された時点で、メールで通知されます。

　前者の場合は、連絡のあったその都度、査読結果を見て、論文の修正を開始しておいた方が時間の節約になります。たとえ論文がそのジャーナルに reject されても、修正の余地があれば修正して、次のジャーナルへの投稿を目指すのが原則です。また、revision であれば、再投稿に際して論文の修正が必要です。

すべての査読者から編集委員に査読結果が返ってくると、担当編集委員および編集長が最終的に判断を下して、ジャーナルから投稿者へ査読結果がメールで返されます。初回の査読結果でそのまま論文が受理（accept）されることは極めて稀で、通常は revision（major revision、minor revision）、あるいは reject の判定で返ってきます。あえなく reject の判定で返ってきた場合は、次の 4-12（→ P.266）をご覧ください。

なお、revision（major revision、minor revision）で返ってきた場合は、そのジャーナルに投稿中の論文が受理される可能性があるということです。

1-4（→ P.26）にも記載しましたが、査読者は論文の accept、reject、revision の判定に一定の力を持ちます。複数の査読者の判定結果を踏まえ、編集長が最終判断を下します。査読から返ってきた査読者の意見・要求には、ある程度答えるのが定石です。そのため、論文の本論や核心のところで、筆者（投稿者）が考えていることと、査読者が指摘していることの間に大きな齟齬がなければ、他のところは査読者の意見を聞き入れ、指示に従い論文を修正してください。

査読者の多くは投稿された論文の領域を専門とする方々です。査読者は、論文採択の判定を行うとともに、投稿論文をより良くするための提案を行ってくれる協力者でもあります。せっかく論文をより良くするために、意見をくれているのですから、その提案を真摯に聞き入れて、論文をより良く修正しましょう。

Case Presentation の経過の追加なら、指示通りにその追加記載をしましょう。例えば必要な検査ができていない場合は、なぜできていないのか理由を添えて、求められたデータがない旨を記載します。症例経過であえて論文をコンパクトにするために記載していない事項で

あれば、指示に従って追記しましょう。

　Introduction で足りないところがあれば、指示に従い調べ直して、不足部分を補いましょう。

　Discussion での議論が不十分であると指摘されれば、指摘に基づいて、内容を追記修正してください。

2）査読コメントへの対応方法

　繰り返しますが、査読者は基本的に投稿された論文の領域を専門とする方々です。投稿論文をより良くするための提案は聞き入れてください。ただ、査読者が、投稿された論文の領域を専門としない場合もあります。複数領域にまたがる症例では、そのようなことが時に見られます。皮膚科領域の査読者が抗凝固薬についての知識が不十分であったり、循環器領域の査読者が感染症診療に馴染みが薄かったり、ということがあります。そのような状況では、的外れな査読の指摘がみられることもあります。また、査読者の読み間違いや事実誤認で、間違った査読コメントがついてくることもあります。そのような場合は、やんわりと「記載を追加しました」、あるいは「わかりにくい表現のため、さらに強調しました」と追記するのが良いでしょう。明らかに間違いと考えられる場合は「○○は通常そのような判断にならないため否定した」と反論するのも致し方ありません。文字数制限のため記載していない場合、「○○について、少しだけ追記して言及しました」というのもありです。

　論文を書く目的は、自己主張を通すための記載ではなく、あくまで経験症例が受理（accept）・刊行され、広く世の中の人たちに見てもらうことにあります。反論し過ぎると、accept、reject、revision の判定に一定の力を持つ査読者の心証が悪くなり、reject される可能性が高まります。些細な指摘はできる限り反論せずに、粛々と修正を行いましょう。時には辛辣な査読コメントがあり、心が折れることもあ

りますが、一個一個丁寧に査読に答えて論文を修正することが、投稿論文の受理（accept）につながります。

　一方、論文の本論や核心のところで、筆者（投稿者）が考えていることと、査読者が指摘していることに大きな齟齬がある場合もあります。この場合、納得できる内容であれば、ある程度査読者の意見を聞き入れるのはやむなしです。しかし、納得できなければ、文献的考察をさらに強化し、理路整然と反論しましょう。理路整然とした反論で、査読者が納得してくれることもよくあります。それでも査読者が納得せず reject された時は「査読者との相性が悪かった」「意見が合わなかった」と諦めて、次のジャーナルへの投稿を目指しましょう。ジャーナルは沢山ありますし、いろいろな意見の方々がいます。Reject された投稿先にこだわる必要はありません。筆者（投稿者）の勘違いでなく、実際にそうであれば、論文の本論や核心のところは筆者（投稿者）の意見を通してください。医学的にはこのような意味があるという臨床的有用性についてのメッセージを、きちんと世に伝えましょう！

　査読により修正を加えた論文は、修正箇所がよくわかるように赤字や黄色マーカーで目立つようにします。修正した原稿は、共著者のチェックとともに、再度、英文校正に出します。この段階の英文校正では、英文そのもののチェックはもちろんのこと、査読で指摘された内容をきちんと返答し修正できているか、確認してもらいます。そのため、英文校正に初めて出す時は、再投稿・reject 論文の校正サービスを含んだプランを、費用を惜しまず依頼しておくことが重要でしたよね。

3）再投稿する

　修正した論文の再投稿に際しては「Point-by-point responses to reviewers' comments」という、査読コメントに対してどのように修

第4章　論文発表に向けて

正したのか、あるいはどういった理由で直さなかったのか（反論するか）を記載する項目が、新たに加わります。

　Point-by-point ですので、査読者のコメント一つ一つにどのように修正したかの返答が必要になります。

　以下は査読コメントとそれに対する返答「Point-by-point responses to reviewers' comments」の例示です。

Reviewer #1:

It is an interesting case report that described an elderly patient with AOSD developing pulmonary tuberculosis and measuring various cytokines helped her diagnoses.

1. The title of this manuscript is misleading. The diagnosis of AOSD could be made without cytokines.（査読者のコメント）

Response: Thank you for your mentioning this. We have changed the title to:
'Profiling inflammatory cytokines is useful to diagnose and treat advanced age
patients with adult-onset Still's disease complicated with pulmonary tuberculosis.'
（査読者のコメントに対する修正内容の記載）

2. Elderly onset AOSD is indeed rare, but not so rare for reporting. The onset age about this patient should not be so emphasized. Otherwise, The key message of this article is not clear enough and it makes the lessons from this case obscure.（査読者のコメント）

Response: Thank you for pointing this out. We totally agree with you. As you recommended, we have rephrased the Discussion as follows:
（査読者のコメントに対する修正内容の記載）

4-11. 査読者とのやりとり

・Page 8, line 122-124（再投稿原稿のどこのページ、行で修正しているか）

Discussion

We herein present a rare case of AOSD that developed in a patient with advanced age who exhibited the typical AOSD cytokine profile of highly elevated IL-18 levels that was complicated with pulmonarytuberculosis, which was considered to be induced by prednisolone treatment for AOSD. Two issues complicated her diagnosis and treatment. First, AOSD usually affects young and middle-aged individuals, and the onset of AOSD in individuals above 80 years ofage is extremely rare. Second, following the tapering of prednisolone treatment for AOSD, fever（具体的な修正内容の提示）

~~~~~~~~~~~~~~~~~~~~~~~~~~~~~~~~~~~

Reviewer #2:

Major points

The Authors diagnosed AOSD using Yamaguchi criteria. Since Yamaguchi criteria is exclusion diagnosis, so the possibility that tuberculosis had AOSD-like symptoms cannot be denied. IGRA may be negative in the early stage of tuberculosis. If the quality of sputum was poor, the cultures for Mycobacterium and PCR became negative. Bone marrow aspiration cannot be confirmed without miliary tuberculosis.

The key in this case is that neopterin and IL-18 do not change in parallel. The authors should describe discussions that neopterin is specific for the diagnosis of tuberculosis.（査読者のコメント）

Response: Thank you for your useful advice. As you suggested, we have added this information to the text as follows:（査読者のコメントに対する修正内容の記載）

261

第 4 章　論文発表に向けて

・Page 9, line 156-170（再投稿原稿のどこのページ、行で修正しているか）

Discussion

In the current case, after the start of AOSD treatment, serum IL-18 and acute phase reactants decreased gradually, which indicated that the treatment was effective. Moreover, the sTNF-RII/RI ratio, which is reported to be characteristic of AOSD or s-JIA with MAS, was unchanged. Only neopterin levels were persistently high although these were previously reported to decrease along with IL-18 after the initiation of AOSD therapy. This situation suggested the presence of another inflammatory disease, which led to reassessments for potential comorbidities. Neopterin levels are known to be high in both pulmonary and extrapulmonary tuberculosis patients and decline after the start of treatment. A previous study （具体的な修正内容の提示　本文中でも色分けするとわかりやすい）

　査読コメントによる修正は赤字または黄色マーカーでハイライトして本文中に記載するのが原則です。しかし修正個所が多いと、どの質問に対してどこが修正されたか、わかりにくくなります。このためPoint-by-point responses to reviewers' comments では、どこにどのように修正したかを示すわけです。修正した文章をすべて Point-by-point responses to reviewers' comments で記載する必要はありませんが、わかりにくい時は、修正した本文そのものを Point-by-point responses to reviewers' comments に持ってくるのも、わかりやすくするための工夫の一つです。また、Reviewer #1（査読者 1）のコメントに対する修正は赤字、Reviewer #2（査読者 2）のコメントに対する修正は濃い青字等で色分けすると、見やすくなります（ただし必須ではありません。すべて赤字でも可です）。くれぐれも薄い青や薄い緑字は見えにくいため、使用しないようにしてください。

査読で指摘された内容をきちんと返答できているかを確認してもらえる、再投稿・reject 論文の校正サービスを含んだ英文校正のプランであれば、通常、Point-by-point responses to reviewers' comments の書類についても、英文や査読者への対応が十分であるかをチェックしてもらえます。

修正した論文の英文校正が終われば、再度内容をよく確認し、再投稿します。

論文の再投稿過程は、初回投稿の手順とほぼ同様です。「Start New submission」ではなく、もともと投稿した論文が Revision 待ちの状態となっているため、そこから再投稿を選択して投稿します。Point-by-point responses to reviewers' comments も、再投稿時に一緒に投稿します。初回投稿と同様、編集者で論文の体裁や内容のチェックが行われ、体裁に問題があれば再度差し戻されます。問題がなければ再査読に回ります。初回査読者が再査読することを選択していればスムーズに再査読に回ります。しかし、初回査読者が再査読することを選択していなければ、minor revision であれば担当編集委員と編集長の裁量で採否が決まりますし、major revision であれば、新たな査読者を選定して再度査読が行われます。査読者への対応が十分にできていれば受理（accept）されますが、査読者への対応が不十分であったり、新たな査読者が論文のさらなる修正が必要と判断したりすれば、2 回目の査読終了後に、再度修正論文の提出を求められることもあります。またこの段階で、reject の判定になることもあります。これで受理されそうだと思い再投稿したのに、再修正、再々修正となり、心が折れることもありますが、reject の判定になるよりかはましです。再々修正までくれば、受理（accept）される可能性は、かなり高まります。論文内容の質は、確実に高まっているはずです。前進と捉え、一つ一つ丁寧に査読コメントに答えて、受理（accept）により近づきましょう！

第 4 章　論文発表に向けて

　もし査読者の指摘の意図がわからない場合や、どうしても査読内容に応える修正ができない場合は、「Point-by-point responses to reviewers' comments」の文書において、その旨を書きましょう。査読者から修正のヒントや「このように修正することを提案する」という査読コメントがもらえることがあります。それでもどうしても修正できなければ、reject になることもあります。また、何度も繰り返し査読コメントで修正不能な同様の指摘をされる時は、現在の投稿を自分から取り下げて、別のジャーナルへ投稿することも選択肢の一つになります。

査読者とのやりとりの Tips

- 査読者は投稿論文をより良くするための提案を行ってくれる協力者。せっかく論文をより良くするために意見をくれているので、その提案は真摯に聞き入れ、論文をより良く修正する。
- 論文の本論や核心のところで、筆者（投稿者）が考えていることと査読者が指摘していることの間に大きな齟齬がある場合がある。それが筆者（投稿者）の勘違いではなく、実際にそうであれば、論文の本論や核心のところは筆者（投稿者）の意見を通すこと。医学的にはこんな意味があるという、臨床的有用性についてのメッセージをきちんと世に伝えよう！

4-12

Reject 後の流れ

1）査読に回らず reject の場合

　ジャーナルの投稿先選びは、経験によるところが大きいにせよ、reject される時に有意義なコメントをもらえる雑誌は投稿先として良いでしょう。Editor Kick という査読に回らず、すぐに reject される時はコメントがつかないことが多いです。この場合は、諦めてすぐに次の投稿先を考えましょう。そして、次の投稿先のジャーナルの投稿規定に沿って、論文のフォーマット調整を行います。再投稿・reject 論文の校正がついているプランであれば、次の投稿先に沿ったフォーマット調整や校正を、英文校正会社が行ってくれます。

2）査読され reject の場合

　投稿して査読が返ってきて reject される場合、有意義なコメントがもらえることが多いです。査読コメントには、どこがダメだったのか、受理されるためのヒントが記載されています。次の投稿に向けて、頂いたコメントに基づいて論文の修正を行いましょう。また、論文を修正してせっかく再投稿したのに、再査読で reject される場合もあります。その場合も、どこが足りないかを、査読者のコメントを見ながら改めてチェックしましょう。必ずや、次の投稿先で論文の受理を

得るための方向性が見えてくると思います。そして、内容をよく吟味しつつ、すぐに次のジャーナルへの投稿を目指しましょう。再査読で指摘された部分のうち、修正できるところはできるだけ修正して、次の投稿への準備をするのが得策です。時間が経てば経つほど、論文を修正するのが億劫になってきます。そして、せっかく書きかけた論文がお蔵入りするのをよく耳にします。

３）査読コメントに対する対応

　査読コメントは、辛辣であったり、修正不能な指摘を含んでいたりすることがあります。ただし、次のジャーナルへ投稿する場合、前のジャーナルからの査読コメントに対して、必ずしもすべて答える必要はありません。なぜなら次のジャーナルでは、相当に高い確率で別の査読者が査読を行いますので、前のジャーナルの査読者と全く異なるコメントをする可能性があるからです。一方で、複数のジャーナルの査読者から同様の査読コメントをもらった場合は、やはりその内容に問題があって、論文が受理されない可能性が高くなります。その場合、再度内容を練り直す必要があります。同じ内容のままでは reject を繰り返すリスクが高く、時間の無駄です。

　査読コメントに応じて論文内容を追記したり、書き換えたりした場合は、必ず次回の投稿までに英文校正に再度提出してください。ジャーナルから返ってきた査読に基づいて修正した内容がきちんと修正できているか、英文の前後の流れはスムーズか等、英文校正の段階でチェックしてもらいましょう。

　大切なのは、査読コメントが返ってきたら、修正して再投稿するにせよ、reject され新しい投稿先を目指すにせよ、すぐに次に向けて取り掛かることです。１つの論文で、５回、10回 reject されても次を目指し続けることが、論文受理につながります。私も論文をあまり

書いていなかった頃は、何度も reject され続けました。だからこそ、論文刊行の難しさをよくわかっていますし、刊行された時の歓び、うれしさを知っています。また他の方々が書かれた論文のありがたみもよくわかります。この歓び、うれしさ、達成感を、この書籍を手に取って読んでいるあなたにもわかってほしいです！

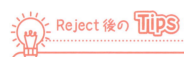

Reject 後の Tips

- Reject されたら、査読コメントに基づいて修正を行い、すぐに次のジャーナルへの投稿を目指す。何度 reject されてもあきらめず、次を目指し続けることが、論文受理（accept）につながる。

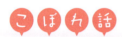

１日に４度の論文の reject

　私は、最高で１日に４度論文の reject を受けたことがあります。イメージ系論文のため、投稿から決断までの時間はかなり早いものでしたが、２論文を投稿したところ、同じ日に２論文とも reject され返ってきました。すぐさまフォーマットを調整して、同日のうちに別のジャーナルへイメージ系の２論文を投稿しましたが、あえなく Editor Kick をくらい、同日に２論文とも reject されました。24時間以内に計４度論文の reject です。それでも両論文とも最終的には別のジャーナルで受理（accept）・刊行され、PubMed に収載されています。あきらめず、次を目指し続けることが、論文受理への近道です！

························· コラム ·························

画像系論文
(Clinical picture/clinical image)

Clinical picture あるいは clinical image と呼ばれる、画像系を主体とした論文のジャンルがあります。これを「イメージ系論文」と呼んでいます。対象は当然画像が必須です。皮膚所見をはじめとする身体所見で特徴的な所見を収めた写真・動画、心電図・X線・CT・MRI・内視鏡画像といったものが、主な対象となります。

教科書でしか見たことのないような（○○サインと呼ばれるような）典型的な身体所見の画像は有用です。サイン自体が有名であっても、実臨床の場面では見ることが少ないような所見は、受理される可能性があります。例えば、伝染性単核球症でペニシリンを使用すると皮疹が出ることはあまりに有名です。しかし、この皮疹を実際に、教科書を含めて見たことがある方は、どれくらいいらっしゃるでしょうか。ほとんどの方がないと思います。こういった画像は、イメージ系論文として論文化しやすいものの代表です[23]。

心電図・X線・CT・MRI・内視鏡画像では、比較的知られていない画像所見（放射線領域や内視鏡領域で論文化されて、ある程度専門家の中で知られている所見でも可）や、画像自体のインパクトが大きい、見た目にびっくりするような画像等が代表的です。

対象となるジャーナルには、『New England journal of medicine』『Lancet（London、England）』『Mayo Clinic proceedings』等、インパクトファクター（IF）が高く格式の高い論文もあります。また、比較的高い IF で、イメージ系論文の掲載数が多く受理されやすいジャーナルとして『American journal of medicine』『QJM: monthly journal of the Association of Physicians』等があります。他にも『Internal medicine（Tokyo、Japan）』『Intensive care medicine』、『Gastroenterology』『Journal of General and Family Medicine』等も数多くのイメージ系論文を掲載しています。IF なしの PubMed 収

載誌では『BMJ Case Reports』等があります。

　イメージ系論文は本文が 150 〜 300 words の文字数制限が多いですが、ジャーナルによって千差万別です。だいたい 1 つの画像のことが多いですが、複数の画像を 1 つの画像として張り合わせることも可能です。

　150 〜 300 words の制限での論文の記載内容は、Abstract の Introduction がないようなものとイメージしてください。
　100 〜 150 words で症例経過を述べ、画像を解説します。Abstract の Case Presentation のようなイメージです。

　制限文字数が少し緩いジャーナルでは、さらに 100 words くらいを、症例提示した画像の一般的考察とします。Abstract の Discussion のようなイメージです。

　引用文献は数本以内が多いです。

　ただし、各ジャーナルの投稿規定は絶えず変更されます。文字数制限が変わったり、コーナー自体がなくなったりすることもあります。投稿しようと思った時には、必ず最新の投稿規定を知る必要があります。一方で、新規にイメージ系論文が開設されるジャーナルもあり、そのジャーナルは投稿の狙い目です。

　論文投稿後の査読では、ある程度本文をしっかり書いていれば、あまり本文内容の修正は求められません。それよりも画像の鮮明さ（特に身体所見やグラム染色所見等をカメラで撮影した場合は、鮮明な画像が命です）や画像のインパクトが、accept か reject かの大きな分かれ目です。Revision なく一発で accept されることもよくあります。逆に reject される時はあっさり reject されてしまうので、修正に有用な査読コメントもあまりありません。

イメージ系論文は「論文を書きたいけれど、何について書けば良い
かわからない」「論文を書くのにあまり時間がない」「初めての論文執筆」
「自身で書く論文数を増やしたい」「研究論文は書けないけれど何とか
IF の高いジャーナルに掲載されたい」方々におすすめです。

　注意点として文字数が少ない分、引用による文章中の剽窃率（類似率）
が高くなりやすいです。剽窃率 20 〜 30％を超えると盗用と見なされ
やすくなるので、注意が必要です（4-9　剽窃・盗用について／ P.237
参照）。

　私自身、掲載論文数を増やし、また高い IF の雑誌に掲載されるため
に、ある程度多数のイメージ系論文を書いています。しかし、イメー
ジ系論文は文字数制限が厳しく、本文内の臨床情報に限りがあるため、
後から文献検索した時に、有用な情報が論文内にあまりないことが多々
あります。また、実際の論文の被引用数（自分で書いた論文が他の論
文に References として引用される数）は少なくなります。被引用数
や Researchgate（**注 10**）等のサイトの閲覧数は、圧倒的に、研究論
文＞症例報告論文＞イメージ系論文です。論文を書く時に引用される
のは、ほとんどが研究論文ですが、自分自身が臨床で困った症例にお
いて、役立つ論文の目安となるのは、閲覧数だと考えます。もちろん
論文が受理されるのが大前提ですが、IF や楽に書くことを考える（論
文数を増やしたい）なら「イメージ系論文＞症例報告論文」、世の中の
診療により役立ちたいなら「症例報告論文＞イメージ系論文」だと思っ
ています。

注 10：Researchgate とは、医学・自然科学系の方々の情報検索プラッ
　　　　トフォームのような感じです。ここで自分が書いた論文の閲覧
　　　　数や被引用数について部分的な検索は可能です。

4-13

論文の Accept 後の流れ

1）論文掲載料の支払い

　苦労してようやく論文が受理されました。オープンジャーナルで論文掲載料が必要なジャーナルなら、受理と同日または数日後に、論文掲載料の支払いの依頼が来ます。クレジットカードにより支払いできるジャーナルが多いです。自分で支払う前に前もって自施設・自診療科で論文掲載料を負担してもらえるか、またその場合、立替払いが可能か、それとも自施設・自診療科の経費で直接支払うのか、確認が必要です。科研費等の研究費で支払う場合も、同様の確認を行います。無論、論文掲載料の負担方法については、論文投稿時、あるいは査読後に修正した原稿を提出する時（受理されそうな感じの時）に、前もって確認しておくのが望ましいです。論文掲載料が必要なジャーナルは、掲載料を支払ってから、当該ジャーナルを担当する出版社が校正・刊行に向け動き始めるので、できるだけ早く論文掲載料を支払うことが望ましいです。立替払いが可能な場合や、自施設・自診療科で論文掲載料を出してもらえず自腹で支払う場合は、クレジットカードで早急に支払いを済ませましょう。

　一部、クレジットカードでの支払いができず、海外送金が必要なジャーナルもあります。この場合、銀行に直接出向いて海外送金（bank transfer）の手続きをする必要があります。送金元となる国内の銀行ごとに、海外送金をするために持参すべき必要書類等が異なります。あらかじめ銀行（ないし銀行のホームページ）で確認してから、海外送金の手続きにでかけましょう。平日の日中しか海外送金の手続きができない銀行がほとんどのため、せっかく手続きに出向いたのに、必要書類に不備があり、出直しが必要ということがないように注意しましょう。ドル、ユーロ、ポンドから、支払い通貨が選択可能なジャーナルもあります。選択可能な時は、為替レートを見て、少しでも（円相場での）支払い額が低いものを選択しましょう。

２）出版社から校正依頼

　論文掲載料が必要なジャーナルで支払いが完了すると、実際に刊行（publish）される論文形式・体裁で、当該ジャーナルを担当する出版社から校正（proofreading）依頼が来ます。なお、論文掲載料が不要なジャーナルなら、上記の手続きを経ることなく、校正依頼が届くことになります。

　最近は多くが電子ジャーナル化されており、誌面として刊行を行っているジャーナルにおいても、まずは電子ジャーナルで公開されることがほとんどです。早い出版社であれば、論文受理から数日で校正の依頼が来ます。校正の依頼自体は電子メールで届きますが、電子メールに校正用の Word 等の文章を添付してくるジャーナルもあれば、Web にアクセスして Web 上での校正を依頼するジャーナルもあります。出版社からの校正依頼の多くは、Question（質問事項）として、著者の名前、所属、連絡先（メールアドレス、住所）が正しいか、Figure や Table の位置はここで良いか等であり、問題なければ「問題ない」と答えることになります。またこの時点で、出版社自体が契約する英文校正会社によるチェックを経て、本文が受理時の英文と若干変わっていることがあり、そのことの確認も要求されます。問題な

第 4 章　論文発表に向けて

ければ「問題ない」の返答で良いのですが、修正が効くのはこの時のみです。もちろん、論文の内容自体の修正はできません。

　論文が刊行された後に修正をする場合、多くは修正にかかる費用を追加徴収されます。名前は本人の業績となるため、間違いがないことを特に注意する必要があります。論文投稿時に注意することではありますが、濁点の有無、ヘボン式ローマ字の使用等は間違いやすく、論文校正時にも再度の確認が必要です。

　私の苗字は「見坂」で、読み方は「けんざか」ですが、よく「みさか」と間違えられます。また、「けんさか」と間違われることがあります。英語だと「Kenzaka」となりますが、「Kensaka」との間違いには注意が必要です。「Misaka」だと全く別人ですね（もっとも、共著で論文を投稿した内輪で間違われることは、ほとんどありませんが。笑）。

　私の名前は「恒明」ですが、読み方は「つねあき」で、ヘボン式ローマ字では「Tsuneaki」となります。非ヘボン式では「Tuneaki」となるので注意が必要です。ヘボン式→非ヘボン式の順で、大野（おおの）なら「Ono」「Oono」、藤川（ふじかわ）なら「Fujikawa」「Hujikawa」、清水なら「Shimizu」「Simizu」、裕子なら「Yuko」「Yuuko」等の違いがあります。本人の業績となるため、一旦使用した名前の綴りは、継続的に同じものを使用することが望まれます。「Ono」と「Oono」の違いは別人とみなされますので注意が必要です。

　また、結婚して姓が変更となった場合も注意が必要です。本人に旧姓のままの使用で良いか、新姓を使うか、確認が必要です。これについては、姓が変わった時点で、これまでの業績が多ければそのまま旧姓を使用、業績がほとんどなければ新姓を使用されることが多いように思います。学術的業績については、旧姓・新姓での業績をともに使用できることが多いですが、転勤時（特に大学等）、理由書を求めら

れる場合もありますので注意が必要です。

3）いよいよ刊行

　ジャーナルにより異なりますが、早いジャーナルなら校正終了後、1〜2週で刊行されます。時間がかかるジャーナルですと、数ヵ月から1年以上を要するところもありますが、多くは1〜2ヵ月後といったところでしょうか。PubMed 収載誌なら論文刊行後直ちに、あるいは1ヵ月程度遅れで PubMed に収載されます（これもジャーナルにより異なります）。論文受理から刊行、PubMed 収載の時期が、論文を書いて最も楽しい、うれしい時期で、苦労が報われる日々です。エゴサーチを行い PubMed に掲載された、自分の名前と論文を噛み締めましょう！　初めての論文ならなおさらです。この歓び、うれしさ、達成感が次の論文作成への活力となります。私自身も、何も知らない状態で一から論文を書き始め、何度も reject され、苦労してようやく受理され、刊行された論文、そして、PubMed に初めて自分の名前が載った時の歓びは今でも忘れられません。

 論文の Accept 後の Tips

- 論文掲載料の支払いが必要なジャーナルは、一日でも早い刊行に向けて、早急に支払いを済ませる。
- 英語での氏名の書き方には、特段の注意を払う。

.... コラム ....

オープンジャーナルと論文掲載料

　オープンジャーナルの論文掲載料は、数万円くらいのところもありますが、多くのジャーナルで、30 万〜 50 万円ほどかかります。ここ数年で著しく論文掲載料の高騰が見られます。投稿時から、自施設・自診療科の経費で支払い可能かの相談をする必要があります。自腹を切る場合、論文掲載料も投稿先選びのポイントとなります。しかし、学位論文や、初めての論文で是が非でも受理・刊行を目指す場合は、自腹を切ってでも投稿する覚悟を持ちましょう！　論文を書く目的はあくまで受理・刊行されることであり、掲載料がかかるオープンジャーナルの方が、論文が受理される可能性は高くなります。誌面として刊行しているジャーナルでは、まあまあ良い論文でも reject ということがあります。また、オンラインのみのジャーナルは誌面の都合で reject ということがないので、純粋に論文内容のみで勝負できます。

4-14

論文の Publish 後に起こること

1）学会等へのお誘い

　4-13（→ P.272）でも述べましたが、PubMed 収載誌なら論文刊行後直ちに、あるいは 1 ヵ月程度遅れで PubMed に収載されます。嬉しいことですが、これは自分の名前や連絡先（メールアドレス）が、世界に公開されることでもあります。

　それにより「あなたの『○○』というタイトルの論文を読みました。関連する『△△』というシンポジウム／カンファレンスを××都市で行うので、是非とも発表してほしい」という内容のメールが来ることがあります。

　まず、時間と費用面での余裕があれば、海外の学会発表という点においては、その誘いに応じることは悪くはありません。ただし、依頼をした側が、発表のための渡航費や参加費を援助してくれるわけではありません。発表の採択自体はされますが、費用は自分持ちです。私自身も、日本国内で開催された国際カンファレンスで発表し、海外発表の業績としたことはあります。しかし、自分が属する主要な国際学会ではなく、しかも海外で開催される学会での発表に臨むかどうかは、完全に時間と費用面での余裕次第だと思います。このため、私はほぼ

第 4 章　論文発表に向けて

無視しています。

2）投稿の依頼

　時に、ビジネスのお誘い（転職）が来ることもあります。また「『○○』というタイトルの論文を読みました。是非とも、次の論文をうちのジャーナルに投稿してほしい」というメールも来たりします。

　私はビジネスのお誘い（転職）には乗ったことがありません。本気で転職を考えているなら別ですが…。

　「うちのジャーナルに投稿してほしい」という依頼に対しては、まず、依頼のあったジャーナルが PubMed 収載誌かどうかで判断しています。ほとんどが PubMed 未掲載で、高額な掲載料を支払えば論文掲載される、いわゆる「ハゲタカジャーナル」が多いからです。ハゲタカジャーナルは査読もいい加減で、学術価値が極めて低いです。それでも論文数を増やすために投稿するという考え方がないわけではないですが。それでは「そもそも何のための論文か」ということになります。自分自身の研鑽や業績のためという側面はもちろんありますが、大切なのは、論文発表を通じてきちんと記録を残すことです。自分の知らないところで沢山の方々の目に触れ、自分の書いた論文がその方々の日々の診療に役立つことが大切です。すなわちそれは、自分自身が診療を行っていなくとも、似たような経過を示す患者や、その患者を診療する医師にとっても、とてもメリットがあるということです！　そのため、できるだけ多くの人の目に触れ引用されやすい PubMed 収載誌への投稿を行うのが、私の基本的な考え方です。学術的にきちんと吟味され、正しい内容であることも大事です。世の中には査読がいい加減な（いわゆるザルな）ハゲタカジャーナルに掲載された論文の内容が信用できないことも多々あります。基本的には、このようなジャーナルから論文投稿依頼のメールが来ても、無視しましょう。

　私の場合、このような論文の投稿依頼やシンポジウム／カンファレ

ンスでの発表依頼のメールが、日々数十件、多い時にはそれこそ三桁の数が来ます。良心を持って対応しているときりがないので、ほぼほぼ内容を見ずにメールを削除しています。

ただ時に、PubMed 収載誌から投稿依頼が来ることがあります。しかし、論文のごく一部が PubMed 掲載というジャーナルもあります。また、もともとは PubMed 収載誌だったが、そのジャーナルを担当する出版社が変わり、PubMed 未掲載誌へと変更になってしまったジャーナルもあります。このあたりは注意が必要です。私は、PubMed で掲載されているかどうか、ジャーナル名を PubMed の Single Citation Matcher の journal の検索場所に入れて確認しています。PubMed でヒットして出てくる論文の本数が極端に少ない場合、当該ジャーナルのホームページにアクセスし、アーカイブで出てくる論文数との突き合わせを行います。また、PubMed で最新の日付の論文が出てこないジャーナルは、途中から PubMed 未掲載誌になっている可能性があります。こちらも同様に、当該ジャーナルのホームページで刊行論文のアーカイブを確認しています。PubMed 収載誌ということですぐに飛びつかず、このあたりに注意を払うことも必要です。

現行の PubMed 収載誌から実際に投稿依頼が来ることは稀ですが、依頼に応じて投稿すれば受理される可能性は高くなります。必ず受理されるわけではありません。この場合は、投稿を検討してよいと思います。

3）Letter への対応

刊行された論文に対して、読者（研究者・臨床家）から意見があり「Letter　○○」として論文掲載されることがあります。自身の論文が掲載されたジャーナルから「当該論文に対して『Letter　○○』が

第 4 章　論文発表に向けて

掲載されました」という内容のメールが来ることもあります。この場合は積極的に、その意見に賛成、あるいは反論するための論文を作成しましょう。自己主張を述べることが重要であるとともに「Reply to ○○」の形で書いた「Letter　○○」への返書（同意する論文、反論する論文）は、受理される可能性がかなり高いです。自己主張ができるとともに自身の論文業績が一つ増え、一石二鳥です。

4）査読の依頼

　論文が掲載されたジャーナルや関連ジャーナルから、査読の依頼が来ることもあります。査読自体は、論文の書き方、新たな知識の吸収等、勉強になることが沢山あります。他人の論文をみて、自分自身の論文のアイデアになることもあります。査読の依頼は、断らずに行うことに越したことはありません。ただ、PubMed 未掲載のジャーナルからも多くの査読依頼が届くようになると、対応するだけの時間と体力の余裕がなくなってきます。自分の得意分野でないところは、断ってしかるべきです。私は査読する文献も、PubMed 収載誌と日本の学術団体の論文のみに限定しています。それでも年間 50 本以上の論文を査読しています。最近は、関連するジャーナルの出版社が、査読した論文の本数を Web 上でアップし、称えてくれるところもあります。しかし通常、査読行為自体は学術業績にはならないので、あくまで自己研鑽の一環です。自分自身が論文を書く時、査読者の立場や気持ちがわかるので、ある程度ラフに書いてもいいところ、ここだけはしっかり強調しないといけないところ等が見えてきます。度が過ぎない程度に査読をすることは有用だと考えます。査読依頼が来たら、是非とも皆さんもチャレンジしてみてください。インパクトファクター（IF）が高いジャーナルから査読依頼が届くことは、そのジャーナルに、自身の業績が認められた誇りでもあります。

　ジャーナルによっては査読に伴って、「Editorial」寄稿の依頼が来

ます。「Editorial」自体も査読が行われますし、すべてが論文掲載されるわけではありませんが、自分自身の主張が論文化され、かつ自身の論文業績が一つ増えるチャンスです。「Editorial」寄稿の依頼があり、十分に学術的に対応できる内容であれば、「Editorial」寄稿は積極的に行いましょう！

ジャーナルの editorial member へのお誘いのメールも来ます。PubMed 未掲載のジャーナルであれば完全に無視しています。PubMed 収載誌なら、自身の余裕次第で受けるようにしています。おおよそ 1 〜 2 年の期間の editorial member への依頼が多いように思います。

ジャーナルの editorial member になるメリットは、reject される論文がどのようなものかを認識でき、投稿された論文で新たな知見にいち早く触れられることです。editorial member になった場合、自分自身がそのジャーナルに投稿しにくくなることは特にありません。むしろ、編集長（Editor in chief）に名前を覚えてもらえて、論文が受理されやすくなるというメリットが、ひょっとしたらあるかもしれません。デメリットとしては、査読依頼の件数がやたら増え、日常の業務に上乗せされます。editorial member になることは完全にボランティアなので、時間と体力の余裕次第だと思います。断っても、デメリットは一切ありません。

〜〜〜〜〜〜〜〜〜〜〜〜〜〜〜〜〜〜〜〜〜〜〜〜〜〜〜〜〜

最後に、症例との遭遇から、学会発表、論文作成・受理・刊行に至るまでの流れを、図 11 に示します。本書を読んで、1 人でも多くの方が論文作成に対する意欲を駆り立てられ、実際に論文を作成・投稿するという行動を起こされること、そしてその論文が受理されることを祈念します。また、論文が刊行された時の歓び、うれしさ、達成感

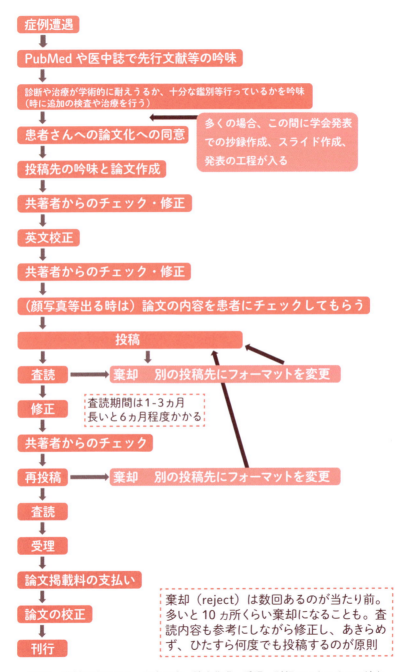

図 11. 症例の遭遇から、学会発表、論文作成・受理・刊行にいたるまでの流れ

を味わって頂きたいです。その歓びはやがて、自分自身が診療を行っていない、似たような経過を示す患者及びその患者を診療する医師にとっても、救いとなる時が来ます！

Publish 後の Tips

- シンポジウム／カンファレンス、ハゲタカジャーナルからのお誘いメールは、ほぼ無視。
- 論文の査読の依頼はなるべく受ける。特に PubMed 収載誌では。

··········· コラム ···········

「Letter」を活用した論文投稿

　インフルエンザにおける咽頭後壁のリンパ濾胞のイメージ系論文[24]を書いた後、そのリンパ濾胞はインフルエンザに典型的なものと異なるという「Letter」を頂きました[25]。「Letter」の内容に対する、同意する内容・反論する内容を書くとともに、当該の内容とは異なる、マイコプラズマ感染における咽頭後壁のリンパ濾胞の画像をつけて「Reply to ○○」の形で書き「Letter ○○」への返書が受理されました[26]。マイコプラズマ感染における咽頭後壁リンパ濾胞についての論文単体では、受理されるか不明でしたが「Reply to ○○」の形でインフルエンザにおける咽頭後壁のリンパ濾胞の話と抱き合わせたところ論文が受理され、ラッキーな気分になりました。また「（イメージ系論文内で提示した）リンパ濾胞はインフルエンザに典型的なものと異なる」という耳鼻咽喉科専門医からの「Letter」の意見がありました。その通り受け取ると、咽頭後壁リンパ濾胞を手がかりとしたインフルエンザの診断にはそれなりに専門性・修練が必要で「一般臨床医では対応が難しい≒やっぱりインフルエンザは迅速検査」と展開できました。頂いた「Letter」が「一般臨床医がみたインフルエンザの咽頭後壁リンパ濾胞」という、次の臨床研究を着想するヒントになりました。

4-14. 論文の Publish 後に起こること

【参考文献】

1) Kikuchi M. Lymphadenitis showing focal reticulum cell hyperplasia with nuclear debris and phagocytes: A clinicopathological study. Acta Hematol. Jpn. 1972; 35: 379-380.

2) Fujimoto Y. Cervical subacute necrotizing lymphadenitis. Naika. 1972; 30: 920-927.

3) Bosch X, et al. Enigmatic Kikuchi-Fujimoto Disease: A Comprehensive Review. Am J Clin Pathol 2004;122: 141-152.

4) Noda A, et al. Kikuchi-Fujimoto's disease with abdominal pain due to intra-abdominal lymphadenitis. BMJ Case Rep. 2014; 2014: bcr2013203017.

5) Manickam P, et al. Oseltamivir-induced Acute Hemorrhagic Colitis. Minerva Gastroenterol Dietol. 2015; 61: 299-301.

6) Kyotani M, et al. RS3PE Syndrome Developing During the Course of Probable Toxic Shock Syndrome: A Case Report. BMC Infect Dis. 2018; 18: 174.

7) Kenzaka T, et al. Positron Emission Tomography Scan Can Be a Reassuring Tool to Treat Difficult Cases of Infective Endocarditis. J Nucl Cardiol. 2011; 18: 741-743.

8) Kamada M, et al. Successful Treatment of Warfarin-Induced Skin Necrosis Using Oral Rivaroxaban: A Case Report. World J Clin Cases. 2019; 7: 4285-4291.

9) Kyotani M, et al. Campylobacter insulaenigrae bacteremia with meningitis: a case report. BMC Infect Dis. 2021; 21: 633.

10) 添野祥子, 他. 閉塞性尿路感染症にて高アンモニア血症を呈した1例. 日本内科学会雑誌. 2013; 102: 976-978.

11) Kenzaka T, et al. Hyperammonemia in a patient with obstructive urinary tract infection due to Corynebacterium urealyticum. Cent Eur J Med 2013; 8: 597-599.

12) Kenzaka T, et al. Hyperammonemia in Urinary Tract Infections. PLoS One. 2015; 10: e0136220.

13) Montagnese S, et al. Hepatic encephalopathy 2018: A clinical practice guideline by the Italian Association for the Study of the Liver（AISF）. Dig Liver Dis. 2019; 51: 190-205.

14) World Medical Association. WMA Declaration of Helsinki: ethical principles for medical research involving human subjects. Adopted by the 18th WMA General Assembly, Helsinki, Finland, June 1964, and last amended by the 64th WMA General Assembly, Fortaleza, Brazil, October 2013. https://www.wma.net/policies-post/wma-declaration-of-helsinki-ethical-principles-for-medical-research-involving-human-subjects/

第4章　論文発表に向けて

15）文部科学省・厚生労働省．人を対象とする医学系研究に関する倫理指針．平成 26 年 12 月 22 日（平成 29 年 2 月 28 日一部改正）．
https://www.mhlw.go.jp/file/06-Seisakujouhou-10600000-Daijinkanbouk
ouseikagakuka/0000153339.pdf

16）BMJ Publishing Group Ltd. Patient consent and confidentiality. The BMJ.
https://www.bmj.com/about-bmj/resources-authors/forms-policies-and-
checklists/patient-confidentiality

17）Matsubara S, et al. Supporting less experienced physicians to write a paper: A proposal to introduce such a system on an academic society basis. J Obstet Gynaecol Res. 2016; 42: 1891-1892.

18）Su K, et al. Protein C Deficiency (A Novel Mutation: Ala291Thr) With Systemic Lupus Erythematosus Leads to the Deep Vein Thrombosis. Blood Coagul Fibrinolysis. 2018; 29: 714-719.

19）Gao B, et al, Gene Diagnosis of Four Patients With Protein C Deficiency. Zhonghua Xue Ye Xue Za Zhi. 2016; 37: 966-970.

20）Marčić M, et al. Warfarin-Induced Skin Necrosis in Patients With Low Protein C Levels. Acta Med Iran. 2016 ; 54: 551-554.

21）坂倉建一．明日から使える！　臨床英語論文の書き方，書かせ方（第 11 回）これまでの連載を振り返って（Q & A）．内科．2018; 122: 1039-1044.

22）松原茂樹．論文作成 ABC うまい症例報告作成のコツ．東京医学社．2014.

23）Kenzaka T, et al. Skin Rash in a Patient With Infectious Mononucleosis. BMJ Case Rep. 2013; 2013: bcr2013010236.

24）Kenzaka T. Influenza follicles in the posterior pharyngeal wall. Postgrad Med J. 2015; 91: 472.

25）Miyamoto A, et al. Influenza follicles and their buds as early diagnostic markers of influenza: typical images. Postgrad Med J. 2016; 92: 560-561.

26）Kenzaka T, et al. Reply to 'Influenza follicles and their buds as early diagnostic markers of influenza: typical images' and demonstration of lymphoid follicles in the posterior pharyngeal walls of patients with mycoplasmal pneumonia. Postgrad Med J. 2018; 94: 311-312.

欧文・数字索引

2 重強調 ················· 121
5-finger rules················· 127

A

Abstract················· 197
accept················· 257
Authors' contributions ············· 226
Authorship ················· 226

B

bank transfer ················· 272

C

CARE checklist ············· 243, 248
Case record ················· 180
Conflict of interest Form ········· 248
Conflict of interest statement ··· 243
Copyright License agreement
················· 243, 248
Corresponding author········ 228, 243
COVID-19 ·················40

D

Declarations ················· 223

E

Editor Kick ········ 26, 160, 254, 266
Editorial················· 281

F

Figure ················· 248
First author ················· 250

G

Google 翻訳 ·················56

I

ICMJE Form for Disclosure of
    Potential Conflicts of Interest   243
IL-18 ················· 23, 92
International Committee of Medical
    Journal Editors················· 243

Introduction ·························· 130

J

JDream Ⅲ ·························· 50

K

Keywords ·························· 221
known ·························· 102, 174

L

Last author ·························· 250
Letter ·························· 279
List of abbreviations ·············· 222

M

M2PLUS ·························· 49
Main Document ·················· 247
MEDLINE（EBSCO）·············· 60
MeSH ·························· 61, 222
MMP-3 ·························· 79, 81

N

Neopterin ·························· 27

O

ORCID ·························· 228
ORCID number ·············· 228, 244

P

pertinent negative ················ 179
pertinent positive ················ 179
PET 検査 ·························· 143
Point-by-point ·················· 260
Point-by-point responses to
　reviewers' comments ······ 259, 262
proofreading ·················· 273
PubMed ·························· 50
PubMed 収載誌 ·············· 159, 278

R

References ·························· 213
reject ·························· 257
revision ·························· 257
RS3PE 症候群 ·················· 66, 73

S

semantic qualifier ················ 87
Single Citation Matcher ·········· 279
SLE ·························· 25
structure ·················· 181, 191

Index

T

Table	248
TAFRO 症候群	40
take home message	114
Title Page	246

U

unknown	102, 175
UpToDate	49

V

VEGF	78, 143

日本語索引

あ

アイデア新規性	173, 179
青汁	56
赤字	262
悪性腫瘍合併率	81
悪性リンパ腫	32
新しい治療	24
後抄録	134

い

医学中央雑誌	50
色分け	262
インパクトファクター	157
引用文献の記載方法	216

え

英辞郎	56
英文校正	230
——証明書	233, 234
——のプラン	263
演題名決め	102

お

お蔵入り	4, 267
——論文	4
面白い症例	43
オンライン投稿	242, 244

か

カード化･･････････････････････15
海外送金･･･････････････････ 273
改行･･･････････････････ 99, 120
解像度･･･････････････････ 219
ガイドラインへの引用･･････････ 149
顎関節炎･･････････････････92
核心･･････････････････ 259
囲み枠･････････････････ 122
過剰な検査･････････････････24
家族への説明･････････････････67
学会発表･･･････････････64
　――後　　　　 130
　――数　　　　 46
　――の意義　　　 132
　――日･･･････････････96
　――までの流れ･･････････ 7, 71
カバーレター･････････････ 235
患者同意書･･････････････ 242
患者本人の全体的経過･･････････80

き

菊池藤本病･･･････････････ 141
期限･･････････････ 4, 7
客観･･････････････20
客観的事実･････････････24
旧姓･････････････ 274
共著者･･･････････ 250
　――資格･･･････････ 250
巨細胞性動脈炎･････････････39
記録を残す･････････････21

く

クランベリージュース･･････････14

け

稀有性････････････････ 197
劇のタイトル･･････････････83
結核･････････････28
結語･･････････････ 99, 114
血栓性血小板減少性紫斑病･･･････41
検索エンジン･･･････････48
検索式･･･････････59
研修レポート･･･････････88
検証実験･･･････････18

こ

高アンモニア血症･･･････････ 148
後期研修･･･････････ 4
校正･･････････ 273
　――サービス･････････ 259
高齢発症関節リウマチ･･････････13
ゴシック体･･･････････ 97, 117
今日の臨床サポート･･････････49

さ

再査読･･･････････ 263
最終著者･･･････････ 250
再投稿･･･････････ 259

サイトカイン………………………92
　　――プロファイル………………23
査読…………………………… 202
　　――コメントへの対応………… 258
　　――の依頼………………… 280
　　――への対応…………………26
査読者の指摘の意図…………… 264
サンフォード感染症治療ガイド……49

し

自己主張…………………… 258
自己剽窃…………………… 238
字数制限……………………74
事前査読…………………… 231
締め切り日…………………… 6
重症熱性血小板減少症候群……40
重箱の隅…………………… 146
重要なキーワード…………… 204
主訴………………………87
障壁……………………… 3
情報検索……………………47
症例選択…………………… 9
症例報告の果たす役割……… 148
抄録締め切り日……………96
抄録の添削…………………73
初期研修…………………… 4
緒言………………… 101, 130
書体………………………97
新規アイデア……………… 141
新規観点…………………… 143
新規性の提示の仕方……… 196

す

スーツ着用………………… 127
スライド構成………………99
スライドサイズ……………97
スライド配列型…………… 118
スライドマスター……………99

せ

成人スティル病………………… 22, 84
摂食嚥下……………………18

そ

齟齬………………………… 259
組織の文化………………… 8, 131

た

第1新規性……………… 173, 190
第2新規性……………… 173, 190
第XII凝固因子欠乏症……………10
体言止め……………………89
タイトル……………… 101, 203

ち

腸管出血性大腸菌………………30
聴衆………………………… 100

直接経口抗凝固薬……………………25

つ

つなぎ言葉………………………… 128

て

データベース……………… 94, 134
デザイン…………………………97
てにをは………………………76
伝染性単核球症……………………52

と

同意書……………………… 153
　──をとるタイミング………… 153
投稿規定………… 165, 216, 242, 266
投稿先……………………… 162
　──ジャーナル選択…………… 235
盗用……………………… 237
取り下げ…………………… 264

な

名前……………………… 274

に

日本医学会医学用語辞典……………77

ね

猫ひっかき病……………………29

は

配色……………………… 123
ハゲタカジャーナル…………… 278
発表者ツール…………………… 129
半消化態栄養剤………………………14

ひ

ピアレビュー……………………… 232
筆頭著者……………………… 250
人を対象とする医学系研究に関する倫
　理指針…………… 151, 152
非ヘボン式……………………… 274
剽窃……………………… 237
　──チェック………………… 233

ふ

フォーマット調整……… 233, 242, 266
フォント……………………… 117
副作用……………………… 142

フリーレイアウト型⋯⋯⋯⋯⋯ 118
プロテインS欠乏症 ⋯⋯⋯⋯⋯24
文献的考察⋯⋯⋯⋯⋯ 6, 82, 83, 96
　──を加えて報告する⋯⋯⋯ 133

へ

ヘボン式⋯⋯⋯⋯⋯⋯⋯⋯ 274
ヘルシンキ宣言⋯⋯⋯⋯⋯⋯ 151

ほ

ポートフォリオ⋯⋯⋯⋯⋯⋯⋯88
保険適応外⋯⋯⋯⋯⋯⋯⋯ 144
ポスターサイズ⋯⋯⋯⋯⋯⋯ 116
ポスター作成⋯⋯⋯⋯⋯⋯⋯ 116

ま

的外れな査読の指摘⋯⋯⋯⋯⋯ 258

み

明朝体⋯⋯⋯⋯⋯⋯⋯ 97, 117

む

無理矢理新規⋯⋯⋯⋯⋯⋯⋯69

も

文字サイズ⋯⋯⋯⋯⋯⋯ 98, 117
文字数制限⋯⋯⋯⋯⋯⋯⋯⋯94

や

薬剤性過敏症症候群⋯⋯⋯⋯⋯64
薬剤相互作用⋯⋯⋯⋯⋯⋯ 142
山口らの分類基準⋯⋯⋯⋯⋯⋯90

ゆ

有意義なコメント⋯⋯⋯⋯ 157, 160
優秀演題賞⋯⋯⋯⋯⋯⋯⋯⋯46

よ

良いタイトル⋯⋯⋯⋯⋯⋯ 203
溶血性尿毒症症候群⋯⋯⋯⋯⋯30
予演会の意義⋯⋯⋯⋯⋯⋯ 126
予想外の関連性⋯⋯⋯⋯⋯⋯ 143
余白⋯⋯⋯⋯⋯⋯⋯⋯⋯ 120
読み原稿⋯⋯⋯⋯⋯⋯⋯⋯ 128

り

利益相反（COI）⋯⋯⋯⋯ 225, 243
　──開示⋯⋯⋯⋯⋯⋯⋯ 120
臨床研究⋯⋯⋯⋯⋯⋯⋯⋯ 148

臨床推論‥‥‥‥‥‥‥‥‥‥‥20
臨床的メッセージ‥10, 69, 92, 179, 190
臨床的有用性‥‥‥‥　69, 141, 179, 190,
　　　　　　　　　　197, 259, 265
倫理規定‥‥‥‥‥‥‥‥‥　151, 152
倫理審査‥‥‥‥‥‥‥‥‥　152, 224
倫理的配慮‥‥‥‥‥‥‥‥　151, 154

れ

レイアウト‥‥‥‥‥‥‥‥‥‥ 118

ろ

ローマ字‥‥‥‥‥‥‥‥‥‥‥ 274
論文掲載料‥‥‥‥‥‥‥ 163, 164, 272
論文採択率‥‥‥‥‥‥‥‥‥‥ 163
論文作成‥‥‥‥‥‥‥‥‥‥‥ 131
論文の構成‥‥‥‥‥‥‥‥‥‥ 197
論文の修正‥‥‥‥‥‥‥‥‥‥ 266
論文の方向性の軸の設定‥‥‥‥‥ 173

わ

ワルファリン誘発性皮膚壊死症‥‥‥24

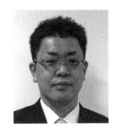

執筆者プロフィール

見坂恒明（けんざか　つねあき）

1975年生まれ。2000年自治医科大学医学部卒業。大学時代は陸上競技中距離で、日本選手権・日本インカレ・国体出場、関東選手権優勝、関東インカレ入賞等、競技に没頭。兵庫県立淡路病院で初期研修の後、公立和田山病院、公立村岡病院で勤務。公立豊岡病院総合診療科立ち上げ。日本一の出動を誇る同院ドクターヘリ立ち上げにも関与。2010年10月より母校の自治医大に戻り、地域医療学センター総合診療部門助教、講師、また自治医大附属病院総合診療内科病棟医長を経て、2014年より同部門准教授。2015年より現職の神戸大学大学院医学研究科 医学教育学分野 地域医療支援学部門 特命教授に着任し、兵庫県立柏原（かいばら）病院地域医療教育センター長を兼任。2019年に柏原病院は兵庫県立丹波医療センターとして新築移転した。大学時代の競技へのエフォートを診療や教育に注ぎ、丹波医療センターを拠点に診療・教育・研究を行う傍ら、豊岡病院総合診療科の指導や初期研修医の指導等兵庫県内の若手医師への教育、近隣医療機関への診療サポートを行っている。

賞　罰：
2012年度　自治医科大学附属病院臨床研修 優秀指導医賞。
2013年度　自治医科大学教務委員会 最優秀教員賞。
2018-2022年度/2024年度　医学生・研修医・専攻医の日本内科学会ことはじめ優秀指導教官賞。
2020年度　医燈会 地域医療奨励賞（教育部門）。
2022年度　第9回やぶ医者大賞。

主な資格認定： 日本専門医機構総合診療専門医・指導医、日本病院総合診療医学会認定医・指導医、日本内科学会認定内科医・総合内科専門医・指導医、日本プライマリ・ケア連合学会認定医・家庭医療専門医・指導医、日本循環器学会専門医
日本感染症学会専門医・指導医など。

学会関連役職： 日本内科学会 資格認定試験問題作成委員、日本内科学会近畿支部評議員、日本プライマリ・ケア連合学会近畿ブロック支部代議員、日本プライマリ・ケア連合学会英文誌編集委員。日本専門医機構 総合診療専門医筆記試験委員など。

メッセージ：「自分や自分の家族だったらどう対応してほしいか？」そういった視点を持って臨床医を目指してほしいです。
また、「上医は国を医し、中医は民を医し、下医は病を医す」の通り、国や地域という大局的な見方で患者さんへの対応だけではなくコミュニティにアプローチしたり、未病へ取り組んだりすることも大切です。

オールインワン
経験症例を学会・論文発表する Tips 第 2 版

2020 年 12 月 29 日　第 1 版第 1 刷
2024 年 3 月 5 日　第 1 版第 5 刷
2025 年 2 月 25 日　第 2 版第 1 刷 ⓒ

著者……………見坂恒明　KENZAKA, Tsuneaki
発行者…………宇山閑文
発行所…………株式会社金芳堂
　　　　　　　〒 606-8425 京都市左京区鹿ヶ谷西寺ノ前町34番地
　　　　　　　振替　01030-1-15605
　　　　　　　電話　075-751-1111 （代）
　　　　　　　https://www.kinpodo-pub.co.jp/
組版……………株式会社データボックス
印刷・製本……モリモト印刷株式会社

落丁・乱丁本は直接小社へお送りください. お取替え致します.

Printed in Japan
ISBN978-4-7653-2025-2

JCOPY ＜（社）出版者著作権管理機構 委託出版物＞
本書の無断複写は著作権法上での例外を除き禁じられています. 複写される
場合は、その都度事前に、（社）出版者著作権管理機構（電話 03-5244-5088,
FAX 03-5244-5089, e-mail: info@jcopy.or.jp）の許諾を得てください.

◉本書のコピー，スキャン，デジタル化等の無断複製は著作権法上での例外
を除き禁じられています. 本書を代行業者等の第三者に依頼してスキャンや
デジタル化することは、たとえ個人や家庭内の利用でも著作権法違反です.